U0335260

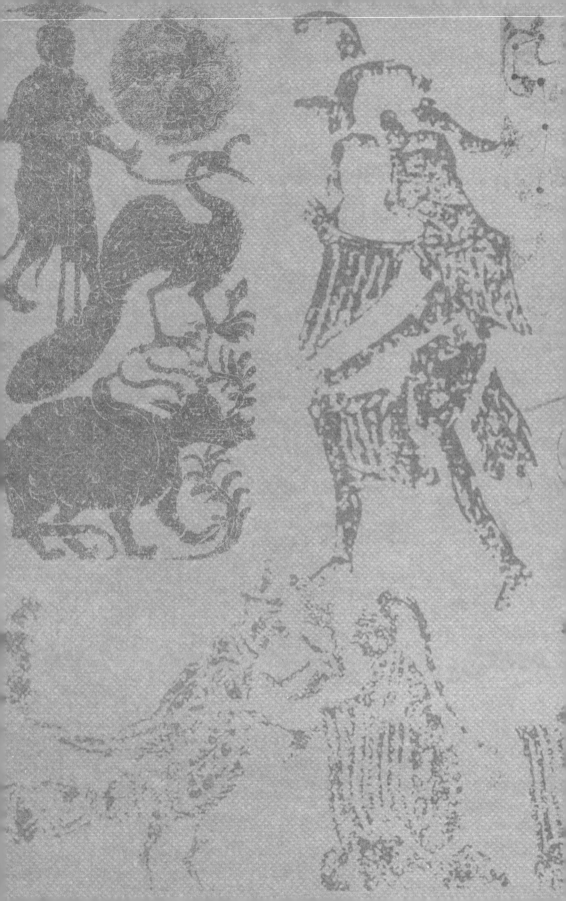

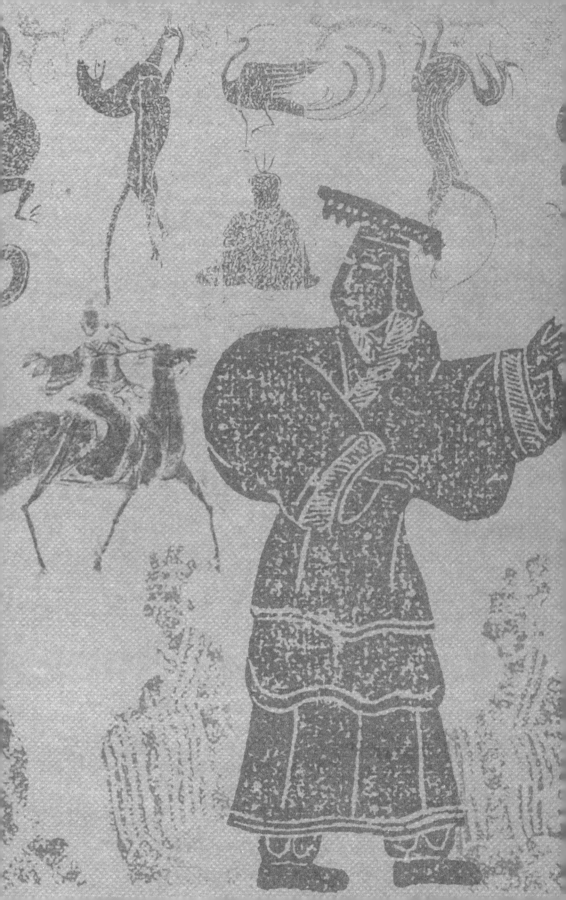

中国古医籍整理丛书

心太平轩医案

清·徐锦　著

卢棣　卢玉琮　任杰　校注

中国中医药出版社

·北　京·

图书在版编目（CIP）数据

心太平轩医案/（清）徐锦著；卢棣，卢玉琮，任杰校注 . —北京：
中国中医药出版社，2015. 12

（中国古医籍整理丛书）
ISBN 978 - 7 - 5132 - 2885 - 5

Ⅰ. ①心… Ⅱ. ①徐… ②卢… ③卢… ④任 Ⅲ. ①医案 -
汇编 - 中国 - 清代 Ⅳ. ①R249. 49

中国版本图书馆 CIP 数据核字（2015）第 266041 号

中 国 中 医 药 出 版 社 出 版
北京市朝阳区北三环东路 28 号易亨大厦 16 层
邮政编码 100013
传真 010 64405750
三河市鑫金马印装有限公司印刷
各地新华书店经销
＊
开本 710 × 1000 1/16 印张 8 字数 42 千字
2015 年 12 月第 1 版 2015 年 12 月第 1 次印刷
书 号 ISBN 978 - 7 - 5132 - 2885 - 5
＊
定价 25. 00 元
网址 www. cptcm. com

国家中医药管理局
中医药古籍保护与利用能力建设项目
组织工作委员会

主 任 委 员　王国强

副 主 任 委 员　王志勇　李大宁

执 行 主 任 委 员　曹洪欣　苏钢强　王国辰　欧阳兵

执行副主任委员　李　昱　武　东　李秀明　张成博

委　　　　　员

各省市项目组分管领导和主要专家

　　（山东省）武继彪　欧阳兵　张成博　贾青顺

　　（江苏省）吴勉华　周仲瑛　段金廒　胡　烈

　　（上海市）张怀琼　季　光　严世芸　段逸山

　　（福建省）阮诗玮　陈立典　李灿东　纪立金

　　（浙江省）徐伟伟　范永升　柴可群　盛增秀

　　（陕西省）黄立勋　呼　燕　魏少阳　苏荣彪

　　（河南省）夏祖昌　刘文第　韩新峰　许敬生

　　（辽宁省）杨关林　康廷国　石　岩　李德新

　　（四川省）杨殿兴　梁繁荣　余曙光　张　毅

各项目组负责人

　　王振国（山东省）　王旭东（江苏省）　张如青（上海市）

　　李灿东（福建省）　陈勇毅（浙江省）　焦振廉（陕西省）

　　蔡永敏（河南省）　鞠宝兆（辽宁省）　和中浚（四川省）

前　言

　　中医药古籍是传承中华优秀文化的重要载体，也是中医学传承数千年的知识宝库，凝聚着中华民族特有的精神价值、思维方法、生命理论和医疗经验，不仅对于传承中医学术具有重要的历史价值，更是现代中医药科技创新和学术进步的源头和根基。保护和利用好中医药古籍，是弘扬中国优秀传统文化、传承中医学术的必由之路，事关中医药事业发展全局。

　　1949年以来，在政府的大力支持和推动下，开展了系统的中医药古籍整理研究。1958年，国务院科学规划委员会古籍整理出版规划小组在北京成立，负责指导全国的古籍整理出版工作。1982年，国务院古籍整理出版规划小组召开全国古籍整理出版规划会议，制定了《古籍整理出版规划（1982—1990）》，卫生部先后下达了两批200余种中医古籍整理任务，掀起了中医古籍整理研究的新高潮，对中医文化与学术的弘扬、传承和发展，发挥了极其重要的作用，产生了不可估量的深远影响。

　　2007年《国务院办公厅关于进一步加强古籍保护工作的意见》明确提出进一步加强古籍整理、出版和研究利用，以及

"保护为主、抢救第一、合理利用、加强管理"的方针。2009年《国务院关于扶持和促进中医药事业发展的若干意见》指出，要"开展中医药古籍普查登记，建立综合信息数据库和珍贵古籍名录，加强整理、出版、研究和利用"。《中医药创新发展规划纲要（2006—2020）》强调继承与创新并重，推动中医药传承与创新发展。

2003～2010年，国家财政多次立项支持中国中医科学院开展针对性中医药古籍抢救保护工作，在中国中医科学院图书馆设立全国唯一的行业古籍保护中心，影印抢救濒危珍本、孤本中医古籍1640余种；整理发布《中国中医古籍总目》；遴选351种孤本收入《中医古籍孤本大全》影印出版；开展了海外中医古籍目录调研和孤本回归工作，收集了11个国家和2个地区137个图书馆的240余种书目，基本摸清流失海外的中医古籍现状，确定国内失传的中医药古籍共有220种，复制出版海外所藏中医药古籍133种。2010年，国家财政部、国家中医药管理局设立"中医药古籍保护与利用能力建设项目"，资助整理400余种中医药古籍，并着眼于加强中医药古籍保护和研究机构建设，培养中医古籍整理研究的后备人才，全面提高中医药古籍保护与利用能力。

在此，国家中医药管理局成立了中医药古籍保护和利用专家组和项目办公室，专家组负责项目指导、咨询、质量把关，项目办公室负责实施过程的统筹协调。专家组成员对古籍整理研究具有丰富的经验，有的专家从事古籍整理研究长达70余年，深知中医药古籍整理研究的重要性、艰巨性与复杂性，履行职责认真务实。专家组从书目确定、版本选择、点校、注释等各方面，为项目实施提供了强有力的专业指导。老一辈专家的学术水平和智慧，是项目成功的重要保证。项目承担单位山东中医药大学、南京中医药大学、上海中医药大学、福建中医药大学、浙江省中医药研究院、陕西省中医药研究院、河南省中医药研究院、辽宁中医药大学、成都中医药大学及所在省市中医药管理部门精心组织，充分发挥区域间互补协作的优势，并得到承担项目出版工作的中国中医药出版社大力配合，全面推进中医药古籍保护与利用网络体系的构建和人才队伍建设，使一批有志于中医学术传承与古籍整理工作的人才凝聚在一起，研究队伍日益壮大，研究水平不断提高。

本着"抢救、保护、发掘、利用"的理念，该项目重点选择近60年未曾出版的重要古医籍，综合考虑所选古籍的保护价值、学术价值和实用价值。400余种中医药古籍涵盖了医经、基础理论、诊法、伤寒金匮、温病、本草、方书、内科、外科、女科、儿科、伤科、眼科、咽喉口齿、针灸推拿、养生、医案医话医论、医史、临证综合等门类，跨越唐、宋、金元、明以迄清末。全部古籍均按照项目办公室组织完成的行业标准《中医古籍整理规范》及《中医药古籍整理细则》进行整理校注，绝大多数中医药古籍是第一次校注出版，一批孤本、稿本、抄本更是首次整理面世。对一些重要学术问题的研究成果，则集中收录于各书的"校注说明"或"校注后记"中。

"既出书又出人"是本项目追求的目标。近年来，中医药古籍整理工作形势严峻，老一辈逐渐退出，新一代普遍存在整理研究古籍的经验不足、专业思想不坚定等问题，使中医古籍整理面临人才流失严重、青黄不接的局面。通过本项目实施，搭建平台，完善机制，培养队伍，提升能力，经过近5年的建设，锻炼了一批优秀人才，老中青三代齐聚一堂，有效地稳定了研究队伍，为中医药古籍整理工作的开展和中医文化与学术的传承提供必备的知识和人才储备。

本项目的实施与《中国古医籍整理丛书》的出版，对于加强中医药古籍文献研究队伍建设、建立古籍研究平台，提高古籍整理水平均具有积极的推动作用，对弘扬我国优秀传统文化，推进中医药继承创新，进一步发挥中医药服务民众的养生保健与防病治病作用将产生深远影响。

第九届、第十届全国人大常委会副委员长许嘉璐先生，国家卫生计生委副主任、国家中医药管理局局长、中华中医药学会会长王国强先生，我国著名医史文献专家、中国中医科学院马继兴先生在百忙之中为丛书作序，我们深表敬意和感谢。

由于参与校注整理工作的人员较多，水平不一，诸多方面尚未臻完善，希望专家、读者不吝赐教。

国家中医药管理局中医药古籍保护与利用能力建设项目办公室
二○一四年十二月

许 序

　　"中医"之名立,迄今不逾百年,所以冠以"中"字者,以别于"洋"与"西"也。慎思之,明辨之,斯名之出,无奈耳,或亦时人不甘泯没而特标其犹在之举也。

　　前此,祖传医术(今世方称为"学")绵延数千载,救民无数;华夏屡遭时疫,皆仰之以度困厄。中华民族之未如印第安遭染殖民者所携疾病而族灭者,中医之功也。

　　医兴则国兴,国强则医强。百年运衰,岂但国土肢解,五千年文明亦不得全,非遭泯灭,即蒙冤扭曲。西方医学以其捷便速效,始则为传教之利器,继则以"科学"之冕畅行于中华。中医虽为内外所夹击,斥之为蒙昧,为伪医,然四亿同胞衣食不保,得获西医之益者甚寡,中医犹为人民之所赖。虽然,中国医学日益陵替,乃不可免,势使之然也。呜呼!覆巢之下安有完卵?

　　嗣后,国家新生,中医旋即得以重振,与西医并举,探寻结合之路。今也,中华诸多文化,自民俗、礼仪、工艺、戏曲、历史、文学,以至伦理、信仰,皆渐复起,中国医学之兴乃属必然。

迄今中医犹为国家医疗系统之辅，城市尤甚。何哉？盖一则西医赖声、光、电技术而于20世纪发展极速，中医则难见其进。二则国人惊羡西医之"立竿见影"，遂以为其事事胜于中医。然西医已自觉将入绝境：其若干医法正负效应相若，甚或负远逾于正；研究医理者，渐知人乃一整体，心、身非如中世纪所认定为二对立物，且人体亦非宇宙之中心，仅为其一小单位，与宇宙万象万物息息相关。认识至此，其已向中国医学之理念"靠拢"矣，虽彼未必知中国医学何如也。唯其不知中国医理何如，纯由其实践而有所悟，益以证中国之认识人体不为伪，亦不为玄虚。然国人知此趋向者，几人？

国医欲再现宋明清高峰，成国中主流医学，则一须继承，一须创新。继承则必深研原典，激清汰浊，复吸纳西医及我藏、蒙、维、回、苗、彝诸民族医术之精华；创新之道，在于今之科技，既用其器，亦参照其道，反思己之医理，审问之，笃行之，深化之，普及之，于普及中认知人体及环境古今之异，以建成当代国医理论。欲达于斯境，或需百年欤？予恐西医既已醒悟，若加力吸收中医精粹，促中医西医深度结合，形成21世纪之新医学，届时"制高点"将在何方？国人于此转折之机，能不忧虑而奋力乎？

予所谓深研之原典，非指一二习见之书、千古权威之作；就医界整体言之，所传所承自应为医籍之全部。盖后世名医所著，乃其秉诸前人所述，总结终生行医用药经验所得，自当已成今世、后世之要籍。

盛世修典，信然。盖典籍得修，方可言传言承。虽前此50余载已启医籍整理、出版之役，惜旋即中辍。阅20载再兴整理、出版之潮，世所罕见之要籍千余部陆续问世，洋洋大观。

今复有"中医药古籍保护与利用能力建设"之工程，集九省市专家，历经五载，董理出版自唐迄清医籍，都400余种，凡中医之基础医理、伤寒、温病及各科诊治、医案医话、推拿本草，俱涵盖之。

噫！璐既知此，能不胜其悦乎？汇集刻印医籍，自古有之，然孰与今世之盛且精也！自今而后，中国医家及患者，得览斯典，当于前人益敬而畏之矣。中华民族之屡经灾难而益蕃，乃至未来之永续，端赖之也，自今以往岂可不后出转精乎？典籍既蜂出矣，余则有望于来者。

谨序。

第九届、十届全国人大常委会副委员长

许嘉璐

二〇一四年冬

王 序

　　中医学是中华民族在长期生产生活实践中，在与疾病作斗争中逐步形成并不断丰富发展的医学科学，是中国古代科学的瑰宝，为中华民族的繁衍昌盛作出了巨大贡献，对世界文明进步产生了积极影响。时至今日，中医学作为我国医学的特色和重要医药卫生资源，与西医学相互补充、相互促进、协调发展，共同担负着维护和促进人民健康的任务，已成为我国医药卫生事业的重要特征和显著优势。

　　中医药古籍在存世的中华古籍中占有相当重要的比重，不仅是中医学术传承数千年最为重要的知识载体，也是中医为中华民族繁衍昌盛发挥重要作用的历史见证。中医药典籍不仅承载着中医的学术经验，而且蕴含着中华民族优秀的思想文化，凝聚着中华民族的聪明智慧，是祖先留给我们的宝贵物质财富和精神财富。加强对中医药古籍的保护与利用，既是中医学发展的需要，也是传承中华文化的迫切要求，更是历史赋予我们的责任。

　　2010 年，国家中医药管理局启动了中医药古籍保护与利用能力建设项目。这既是传承中医药的重要工程，也是弘扬优秀民族文化的重要举措，不仅能够全面推进中医药的有效继承和创新发展，为维护人民健康做出贡献，也能够彰显中华民族的璀璨文化，为实现中华民族伟大复兴的中国梦作出贡献。

相信这项工作一定能造福当今，嘉惠后世，福泽绵长。

国家卫生与计划生育委员会副主任

国家中医药管理局局长

中华中医药学会会长

王国强

二〇一四年十二月

马 序

新中国成立以来，党和国家高度重视中医药事业发展，重视古籍的保护、整理和研究工作。自 1958 年始，国务院先后成立了三届古籍整理出版规划小组，分别由齐燕铭、李一氓、匡亚明担任组长，主持制订了《整理和出版古籍十年规划（1962—1972）》《古籍整理出版规划（1982—1990）》《中国古籍整理出版十年规划和"八五"计划（1991—2000）》等，而第三次规划中医药古籍整理即纳入其中。1982 年 9 月，卫生部下发《1982—1990 年中医古籍整理出版规划》，1983 年 1 月，中医古籍整理出版办公室正式成立，保证了中医古籍整理出版规划的实施。2002 年 2 月，《国家古籍整理出版"十五"（2001—2005）重点规划》经新闻出版署和全国古籍整理出版规划领导小组批准，颁布实施。其后，又陆续制定了国家古籍整理出版"十一五"和"十二五"重点规划。国家财政多次立项支持中国中医科学院开展针对性中医药古籍抢救保护工作，文化部在中国中医科学院图书馆专门设立全国唯一的行业古籍保护中心，国家先后投入中医药古籍保护专项经费超过 3000 万元，影印抢救濒危珍、善、孤本中医古籍 1640 余种，开展了海外中医古籍目录调研和孤本回归工作。2010 年，国家财政部、国家中医药管理局安排国家公共卫生专项资金，设立了"中医药古籍保护与利用能力建设项目"，这是继 1982～1986 年第一批、第二批重要中医药古籍整理之后的又一次大规模古籍整理工程，重点整理新中国成立后未曾出版的重要古籍，目标是形成并普及规范的通行本、传世本。

为保证项目的顺利实施，项目组特别成立了专家组，承担咨询和技术指导，以及古籍出版之前的审定工作。专家组中的许多成员虽逾古稀之年，但老骥伏枥，孜孜不倦，不仅对项目进行宏观指导和质量把关，更重要的是通过古籍整理，以老带新，言传身教，培养一批中医药古籍整理研究的后备人才，促进了中医药古籍保护和研究机构建设，全面提升了我国中医药古籍保护与利用能力。

作为项目组顾问之一，我深感中医药古籍保护、抢救与整理工作的重要性和紧迫性，也深知传承中医药古籍整理经验任重而道远。令人欣慰的是，在项目实施过程中，我看到了老中青三代的紧密衔接，看到了大家的坚持和努力，看到了年轻一代的成长。相信中医药古籍整理工作的将来会越来越好，中医药学的发展会越来越好。

欣喜之余，以是为序。

中国中医科学院研究员

马继兴

二〇一四年十二月

校注说明

《心太平轩医案》，清代徐锦著。

徐锦，字炳南，号澹安（也作"澹庵"），长洲（今属江苏苏州）人，生年不可考，卒于清道光四年（1824）。师从当时名医顾文烜。临证尊崇经典，广采先贤，于各科皆有心得，且注意医案的积累。去世后所集医案大部流散，其子徐珊手选一卷，因而为精选之案，案分若干类，各类少则一案，多则数案，文辞简练。《心太平轩医案》成书在咸丰元年（1851）之前，应为道光中后期，长期以来仅有抄本。1912年，徐锦曾孙徐熙刊行《心太平轩医案》，署"长洲澹安徐锦著，曾孙熙斗庐氏校刊"。今传尚有1924年黄寿南抄本。

《心太平轩医案》载案235则，涉及临床各科，而以内科医案为主，案例翔实，辨证准确，立论确凿，说理充分，有较高临床与理论价值。此次整理，以1912年徐熙刻本为底本，以1924年黄寿南抄本为主校本。具体校注方法如下：

1. 采用简体横排形式，对原书加以标点。

2. 凡底本中一般笔画之误，如"己""已"不分等，予以径改，不出校。

3. 原书中的异体字、俗字、古字，予以径改，不出注。

4. 原书中的通假字保留原字，于首见处出注说明。

5. 原书中药物异名，于首见处出注说明；不属异名的俗写，如山楂写作"山查"等，按正名律齐。

6. 底本中可以确认的讹字、脱文、衍文、颠倒之处，按四校法校改，并出校说明。

7. 原书中药名及专业术语属生疏者，简注说明。

8. 原书中典故，出注说明其出处，较为生疏者简注其义。

9. 凡原书中明引前代文献者，简注说明。其中，引用与原文无差者，用"语出"；引用与原文有出入者，用"语本"；凡称引自某书而某书不见反见于他书者，用"语见"。

10. 底本无目录，正文无篇题，今据黄寿南抄本篇题（在眉批位置）增加篇题，并提取目录。

11. 底本无眉批，今将黄寿南抄本眉批置于相应正文后，前加"［批］"字。

12. 底本原有汪星源《校勘表》及其附记，本次整理未录《校勘表》，仅保留附记。

13. 黄寿南抄本另有徐康附记三条、黄寿南附记二条，今附录于后，原无标题，今补。

钱宝镕序①

医书之最古者，无过《素问》，次则《八十一难经》。然皆有论无方。其有论有方者，自仲景始。而后之辑医方者，又往往仅题某丸某散治某病，不知病状相似者病证不同。古人随证消息，君臣佐使有其宜，攻补缓急有其序，或以相辅为用，或以相制为功，甚或以相反相激巧投而取效，必明制方之意而后能详审病源，以进退加减。方与论可不并载乎哉？徐子翰卿出其先德②澹安先生《心太平医案》一卷，自中风以至悬痈，一证一方而皆有案语，深合乎古人有病有方之旨也。邃古③以来，惟宋代最重医学，然林亿、高保衡等校刊古书而已，不能有所发明。其官撰医书如《圣济总录》《太平惠民和剂局方》等，或博而寡要，或偏而失中，均不能实裨于治疗，故《圣济总录》惟行节本④，而《局方》尤为朱震亨所攻⑤。先生此书，根据古义而能得其变通，参酌时宜而必求其征验，专门之学，一家之言。宝镕受而读之，而知其活人之无算也。徐子翰卿将谋诸梓人，兰室秘藏，永垂不朽矣。

宣统三年七月吴县钱宝镕

---

① 钱宝镕序：原序无题，今补。

② 先德：对先辈的尊称。

③ 邃古：远古。

④ 节本：《圣济总录》二百卷，卷帙浩繁。清代程林编《圣济总录》二十六卷，为《圣济总录》节略本。

⑤ 攻：指责。朱丹溪有《局方发挥》，指《和剂局方》之误。

目 录

目 录

三

中　风

昆邑某翁，朱清溪之戚也 ［批］清溪世丈为大父①及门②之首，乡居，喜手植花木，偶患类中就诊。案云：年逾花甲，操劳所伤，肝阳化风，挟痰扰动，兼之艺兰种菊，雾露所侵，陡然左肢麻木，项强指胀，脉虚弦。治宜泄风化痰。

羚羊　麦冬　生地　竹沥　茯神　石决明　橘红　半夏　菊炭　穭豆衣③　钩勾④

南濠谢延诊。案云：中风，口眼歪斜，左手筋挈，颐脱口开，神迷。络病延为腑病，其邪深矣。况旧患遗泄，本原重伤，肝失营养，病延四载。不求水火之原，急从事于固本，而仍用搜风为治，谬矣。仿血行风自灭⑤之旨。

附桂　熟地　高丽参　杜仲　归身　牡蛎　河车桑枝

南城脚下纸栈张延诊。案云：怀抱郁结，痰火上阻，肝胆气升，咽噎梗塞，妨碍饮食，不能下咽，脉形弦细，语言蹇涩，神气呆钝，噎膈中风，居其二矣。旋覆代赭汤加於术⑥、姜渣、竹茹、陈皮。

---

① 大父：祖父。
② 及门：受业弟子。典出《论语·先进》。
③ 穭（lǚ鲁）豆衣：黑豆皮。穭，原作"櫓"，据黄寿南抄本改。
④ 钩勾：钩藤钩。
⑤ 血行风自灭：与下文"治风先治血"句并见《妇人大全良方》卷三。
⑥ 於术：产于浙江於潜的白术。

平川周延诊。案云：阳虚挟饮，中气大亏，每交冬令，脘胸升塞，耳鸣眩晕，高年烦劳，恐其类中，有地气加天之弊。附子理中加茯苓、半夏。

濠上董翁延诊，群议人参、熟地以扶正。余书案云：肝阴素亏，血虚风动，左颊麻木，舌强颏动，脉弦细，乃痰火风相煽。窃考《内经》以及唐宋诸贤治法，不外辛凉甘寒佐以驱风益血之品。据症将成痱中，宜遵成法，补剂且缓 [批] 把握。

羚羊　生地　甘菊　丹皮　荆芥　石决明　三角胡麻茯神　归身　穞豆衣　橘红　钩勾

城北管猝中，延诊。案云：平昔狂饮少谷，中气大伤，脾脉不上萦于舌本，神呆语涩，脉虚软，此经病兼腑，邪渐深矣。六君子汤加远志、枣仁。

宝国寺前潘延诊。案云：烦劳过度，木火上升，内风振动，痰阻机窍，陡然左指痿软，呵欠神呆，舌强不语，苔白而滑，脉象虚弦，中在肝脾，却近大节①，议泄风涤痰。

洋参　远志　白术　决明　茯神　钩勾　半夏　陈皮制首乌　鲜石菖蒲汁　竹沥

申衙前徐延诊。案云：肾水素亏，肝火又郁，头眩唇糜，溺频数，脉左细右弦。一阳初动②，恐其类中。

熟地　牡蛎　阿胶　茯神　竹茹　菊炭　牛膝　陈皮

---

① 大节：指大的节气，如立春、立夏、立秋、立冬、春分、夏至、秋分、冬至等。

② 一阳初动：指冬至时节。

制洋参

再诊：水不涵木，肝阳不靖①，眩晕头重，左目红赤生翳，脉左弦细带数，右部软弱，心宕②耳鸣，上盛下虚之象著矣。照前方加石决明、山栀、丹皮、川贝母。

血 热

小太平巷张延诊。案云：血热瘾疹瘙痒，彻夜无寐，咳呛气短，宜养阴以清营热，犀角地黄汤［批］如无犀角，以升麻代之，可见犀性主升去丹皮，加羚羊、连翘、川贝、甘草、沙参、茅根。

再诊：瘙痒未减，眠食俱废，本虚标热［批］血虚风热，补之既不得力，清之又难久用，仿治风先治血之意，何人饮去归、陈，加生地、白芍、茯神、丹皮、白蒺、豨莶、川斛。

膈

浙江吴部郎③，引疾旋里④，寓吴门，延诊。案云：气阻贲门，积聚内结，胃脘当心痛，延及九月，格拒饮食，汤水亦碍，舌心灰黑，大便秘阻，肌肉消瘦，喜于捶

---

① 靖：通"静"。《管子·白心》："以靖为宗，以时为宝。"王念孙《读书杂志》："靖，与'静'同。"

② 心宕（dàng 荡）：心动不安。

③ 部郎：明清时对中央六部郎中、员外郎的统称。

④ 旋里：回归家乡。旋，归。

击，脉形弦滑而细，面色枯瘁，胃失下行，七冲门①阻，又值木旺土衰之令，攻补两难，延挨土旺，窃恐悠悠致脱，岂寻常汤剂草根树皮所能治者？凑药欺人，问心有愧。思许学士②有硇砂丸［批］制胜之师，峻药缓攻，庶几近之。照原方去白芷、干姜、巴豆、胡椒、干漆，分两亦酌轻一半，此非擅改古方，亦不得已之苦心。［批］能用此等方法，不愧名入府志。

硇砂二钱四分　三棱二钱五分　木香一钱三分　生军五钱
槟榔一个　豆蔻一粒　青皮一钱三分

共为细末，醋一中碗煮诸药十余沸，再下大黄，同煎五七滚，临好离火，入硇砂熬成膏，和诸药丸如绿豆大，每服五丸，病久体虚者三丸。此药服至五六日，腑气稍通，旬余连下粪如铁弹，糜粥可进，书膏方调理而返。

杨明经③，病膈就诊，自疑反胃。案云：噎膈反胃，自是二病，连类并称，实始丹溪。其意以噎膈分上下二病，而以反胃属之膈，殊欠分明。鄙意噎膈之所以反胃者，以食噎不下，反而上出，若不噎，并不复反矣。反胃之病，则全不噎，或朝食暮吐，暮食朝吐，与膈病何涉？尊恙乃过饮伤中，络血瘀阻，胃气升逆，妨碍饮食，心胸

---

① 七冲门：《难经·四十四难》："唇为飞门，齿为户门，会厌为吸门，胃为贲门，太仓下口为幽门，大肠、小肠会为阑门，下极为魄门，故曰七冲门也。"

② 许学士：即许叔微，宋代医家，字知可，号近泉，真州（今江苏仪征）人，曾任集贤殿学士，因称"许学士"，著有《普济本事方》。

③ 明经：汉代察举人才的科目，明清时用作对贡生（地方生员被选入国子监读书者）之称。

隐痛，是膈而非反胃也。旋覆代赭汤加郁金、贝母、山漆、橘红、生草、茯苓、柏仁、藕。

云间①陆孝廉②，病膈延诊。案云：《经》曰：饮食入胃，游溢精气，上输于脾。脾气散精，上归于肺，通调水道，下输膀胱。水精四布，五经并行，合于四时五脏阴阳，揆度以为常也③。今肺气失宣，胃中痰阻，气不下行，得食即呃，嗳气欲厥，卧下痰鸣气逆，乃肺胃阴虚痰阻所致。脉形软弱，不受辛香之剂，性拘多郁，宜摆脱一切。仿仲醇④噎膈膏意，沙参、麦冬、贝母、苏子、竹沥、蛤壳、枇杷叶、甜梨汁、芦根汁、蔗浆、杏酪、白蜜，泉水熬膏，早晚一勺。[批] 从肺胃主治，真是卓见，苏子、橘红、麦冬、杷叶、白芍、楂肉、白蔻、参、芦根汁加竹沥，仲醇治噎方，见《笔记》⑤。

吴县学正⑥斋吴公延诊，余劝其引退。案云：胃者水谷之海，后天所凭也。今饮食不思，入口无味，胃阳衰矣。食入易噎，是湿、痰、气三者互阻，胃失下行，为顺之旨。张鸡峰⑦云：神思间病，当山林静养，薄滋味以养胃气，使逆行者下行，尚堪带病延年耳。四君子汤去甘

---

① 云间：上海松江的旧称。
② 孝廉：汉代察举人才的科目，明清时用作对举人之称。
③ 饮食入胃……揆度以为常也：语本《素问·经脉别论》。
④ 仲醇：即缪希雍。明代医家，字仲醇，江苏常熟人，著有《神农本草经疏》等。
⑤ 笔记：指《先醒斋医学广笔记》。
⑥ 学正：学官名，掌学规、考校、训导等事。
⑦ 张鸡峰：即张锐。宋代医家，字子刚，著有《鸡峰普济方》。

草，加竹沥、枇杷叶、麦冬、谷芽、橘红、川郁金。

跨塘某，患膈就诊。案云：气阻贲门，知饥纳少，格拒饮食，二便如常，昨复咯出瘀紫血块，大如母①指，嗳出秽气，胃失下行，病经八月，根蒂深矣。清宁丸三钱，桃仁、归身、枳壳、郁金，煎汤送下。[批] 青宁丸系九制大黄，《岱南阁丛书》② 中有一卷，附刻制法极详。

再诊：理浊通瘀，大便通而未畅，瘀血仍从上出，总属脾阳失运，浊饮痞塞也。附子理中加肉桂、郁金、陈皮、半夏。

肝郁气阻，清阳不宣，食入梗噎，呕吐痰涎，酒膈也。旋覆代赭汤去枣，用干姜，加附子、冬术、橘红。

酒客中虚，阳气失展，渐形噎膈。附子理中加鸡距子③、茯苓。

唐家巷李延诊。案云：气郁营亏，肺阴复燥，金不生水，变生诸病。此七情所伤，神思间病，善自排遣为嘱。

沙参　生地　川贝　旋覆　柏子仁　枣仁　麦冬　甜杏仁　石决明　郁金汁

赵介亭刺史④，患膈，寓苏医治。病由郁损肝脾，气痰凝阻，又多饮参桂烧酒，病益加剧。延诊，脉形坚强短

---

① 母：通"拇"。《说文通训定声·颐部》："母，假借为'拇'。"

② 岱南阁丛书：丛书名，清嘉庆间孙星衍辑刻，主要收集自著诗文集和校订的《古文尚书》《孙子》，以及地理、刑律方面的古籍。

③ 鸡距子：枳椇子。

④ 刺史：汉武帝元封五年（前106）分全国为十三刺史部，各设刺史一人，掌监察，后成为地方军政长官。清代代称知州。

涩，因告其至戚曰：脉至如丸泥①，是胃精已竭，至秋冬之交，不可为矣。诸医延竟，诸药杂投，如期而果不起。刺史治吴以循吏②称，而不克竟其大用，惜哉！

水

锡山杨生，来郡就诊。案云：经曰：水肿之始，目窠微肿，足胫肿，腹大，按其腹，随手而起，如裹水状③。又曰：脾不能为胃行其津液④，肾关不利，所进水谷泛滥而为水矣。尊恙外发形体，内连脏腑，须延善针者针之。药仿开太阳法，五苓散加车前、椒目，另服金匮肾气丸。

仓街孙延诊。案云：水病本在肾，末在肺，皆能积水。经曰：肾者胃之关，关门不利，聚水而从其类也⑤。今诊跗肿，腹大如鼓，癃闭䐜胀，峻药杂投不应，用逍遥散加减。

再诊：肿胀不减，溲仍不通，其势甚剧。仿肺燥热，水溢高原，肢体皆肿之例⑥，用麦门冬汤。[批]《三因方》

麦门冬汤：麦冬、芦根、竹茹、术、草、参、苓、陈皮、玉竹，加姜、陈米。

---

① 脉至如丸泥：形容脉来软弱。
② 循吏：守法循理的官吏。《史记·太史公自序》："奉法循理之吏，不伐功矜能，百姓无称，亦无过行。"
③ 水肿之始……如裹水状：语本《灵枢·水胀》。
④ 脾不能为胃行其津液：语本《素问·太阴阳明论》。
⑤ 肾者……从其类也：语出《素问·水热穴论》。
⑥ 肺燥热……肢体皆肿之例：《医方集解·利湿之剂》："麦门冬汤（上焦水），治水溢高原，肢体皆肿。"

麦冬二两　白粳米三两

煎代水。

三诊：小溲畅通，昼夜二十余行，腹膨肿势已减其半，调理两月而痊。

於术　麦冬　大腹皮　茯苓皮　米仁　石斛　陈皮　桑皮　谷芽

角直严延诊。案云：脾肾阳衰，水饮泛溢，久泻腹膨，小水不利，近增足胫浮肿，两跨[①]筋胀，步履维艰，气短喘急。所进水谷不生津液而成停饮，有冲突溃堤之势。议扶阳培土以治其本，疏泄沟渎以治其标，真武汤合五苓散去姜、芍、猪，加茅、术、椒[②]目、米仁，别服济生肾气丸。

某，因商贾失意，腹渐膜胀，延诊。案云：病因大脱血后，脾气受困，不能运化精微，加以湿热内郁，腹膨，溺短赤，面色枯黯，脉弦细，有土败木乘之象。四君子去草，参用须，加泽泻、砂仁、贝母、米仁、大腹皮、谷芽。

臌

桃花坞谢延诊。案云：鼓胀非气非水，脏腑皮肉俱坚肿，邪盛正衰，治最费手。问病因，起于去秋，湿热肿胀，复因肝郁，筋青脐突，脉弦数，大便不畅，溲短赤，单胀之象。［批］尽是肝经病。仿木郁达之[③]之法，佐清湿

---

① 跨：同“胯”。《集韵·莫韵》：“胯……或从‘足’。”

② 椒：原作“淑”，据黄寿南抄本改。

③ 木郁达之：语出《素问·六元正纪大论》。

热，逍遥散加黄连、腹皮、陈皮、麦仁、米仁，雪羹①
代水。

枫镇宋延诊。案云：缕述病原，操劳过度，多怒多
思，又兼道途跋涉，饥饱失时，外受风雨寒湿，春暮发湿
温，淹缠②至今，腹骤䐜胀。曾服附子理中，复因恼怒，
殊觉未适。昨服小温中丸，肿虽未减，腹胀稍舒。诊得脉
虚弦，舌光赤，溺赤短涩，腹大如鼓，足浮，按之不起，
行动气急。细绎如故，盖由脾虚湿阻，不能转旋，欲燥湿
而津液已亏，欲滋阴而䐜胀愈甚，兹于分清湿热中稍佐运
脾，以冀胀宽气顺。

冬术　萆薢　车前　山栀　青皮　丹皮　腹③皮　米
仁　莱菔子　左金丸

虚 臌

吴邑学前吴延诊。案云：脾肾两亏，中满作胀。经
云：饮食起居失节，入五脏则䐜满闭塞④，足太阴之别公
孙 [批] 脾经，公孙在足大指上近太白虚则腹胀⑤。治虚之法，
思过半矣。

---

① 雪羹：方见《绛雪园古方选注》卷中。用大荸荠四个，海蜇一两，
水二钟煎八分，服，可清凉泄热。
② 淹缠：缠绵不愈。
③ 腹：原作"复"，据黄寿南抄本改。
④ 饮食起居……䐜满闭塞：语本《素问·太阴阳明论》。
⑤ 足太阴之别……腹胀：《灵枢·师传》："足太阴之别，名曰公孙，
去本节之后一寸，别走阳明，其别者入络肠胃，厥气上逆则霍乱，实则肠中
切痛，虚则鼓胀，取之所别也。"

冬术　熟地砂仁炒　丹皮　麦芽一作仁　腹皮　煨木香
炙草　茯苓　泽泻

疮臌

某，疮毒内陷，肢腹胀大，溺短便溏，食减，势将
成臌。

川连　川朴　柴胡　腹皮　砂仁　桂枝　米仁　椒目
赤苓　陈皮

某，脾虚湿阻，虑延疮臌。

冬术　杏仁　桂枝　车前　腹皮　桑皮　五加皮　苏
子　半夏　赤苓

再诊：和阳运湿，胀势稍衰，照前方去杏、苏，加党
参、炮姜，别服肾气丸。

血臌

义慈巷陆延诊。案云：素嗜酸冷，气急血凝，五心烦
灼，兼挟肝气，胸腹䐜胀，脉细数。议和肝脾，调气血，
恐有血蛊之累。青皮、丹皮、桃仁、归尾、冬术、柏仁、
鳖甲、泽兰、砂仁、五灵、陈皮，别服回生丹。

风水

洞庭农人王姓，负其子，年甫①数龄，求诊。肢面肾
囊俱已浮肿，眼皮合不能开，气急便艰。余诊之，曰：此

---

① 甫：刚刚，才。

风水浮肿也。幼年防喘塞，越婢汤合苓桂术甘汤去甘草。

再诊：云在舟服两剂，肿势顿消，以五苓散加减与之。

某，湿热内阻，肢腹浮肿，小溲不利，舌黄口干，脉濡数，渐形单胀。仿暴腹胀大属热之例，用河间法，桂苓甘露饮，别服中满分消丸。

损

林蠡槎令孙，下帷①攻苦，体弱多病。案云：烦劳罢极则伤脾，忧愁思虑则伤肝。今以操持过度，境遇拂意，五志火升，水不涵木，心阳上亢，以致虚里跳跃应衣，咳呛心烦，足膝不温，所谓一水不能胜五火②也。安闲少减，可见静则阳潜阴生。夫身中大药，全凭精、神、气为三宝，须静处守默。广成子云：毋摇尔精，毋劳尔神，毋俾尔思虑营营，乃得长生③之诀。至药饵工夫，总不出纯甘至静之品，张介宾、薛一瓢④之注《内经》，屡言之矣。

制洋参　麦冬　阿胶　枣仁　於术　山药　法半夏
竹茹　龙齿　牡蛎

北街陈延诊。案云：三阴不足，营虚气弱，咳呛痰稠，曾经咯血，脉细数，遗泄色㿠，便溏，行动气促，左

① 下帷：谓闭门苦读。典出《史记·儒林列传》。
② 一水不能胜五火：语本《素问·解精微论》。
③ 广成子……乃得长生：语本晋代葛洪《神仙传》卷一。营营，追求奔逐貌。广成子，传说中仙人，据传为黄帝时人，养生得道，居崆峒山石室。
④ 薛一瓢：即薛雪，清代医家，字生白，号一瓢，江苏吴县人，著有《湿热条辨》《医经原旨》等。

胁痛，吐涎沫。形不足者温以气，精不足者补以味①，皆因衰而彰之之法也。八珍汤去芎、芍，加山药、小茴、杞子、杜仲、河车。

中市洪，盛暑楼居，血热妄行，以致咳呛，失血复发，胃气大减，色青㿠，脉细数，损怯之象难乎免矣。犀角地黄汤去芍，加麦冬、沙参、骨皮、贝母、霍斛②、生草、茅根、稻叶。

司前街刘延诊。案云：三阴并亏，先后天俱不足，纳减运弱，火升潮热，便溏，行动气急，手足酸软，食不知味，口淡，脉细软，蔓延虚怯。黑归脾汤去芪、远、龙眼，加白芍、决明、山药、谷芽。

某，咳呛痰串，肌肉消瘦，痨劳著矣。

生地　甜杏仁　沙参　元武版③　元参　麦冬　牡蛎
桑皮　川斛　阿胶

土山朱延诊。虚极不复，元海根微，津液化痰，动则气喘，脉虚数，形瘦足冷，眩晕体痛，纳减。病经两载，仍旧操劳，何益之有？还少丹去巴、萸、远、味、楮、杜、菖、苏，加参、归身、甘草、坎炁④、倭铅⑤。

山塘张公馆延诊。嗽经三载，津液化痰，曾失血，咽疼蒂坠，背部形凛肌瘦，脉细弱。金水两亏，喘不得卧，

---

① 形不足者……补以味：语本《素问·阴阳应象大论》。
② 霍斛：产于安徽霍山的石斛。
③ 元武版：龟版。
④ 坎炁（qì 气）：干脐带。
⑤ 倭铅：古时对锌之称。

损怯已成，尚希速效，是犹七年之病而求三年之艾①也。

生地　洋参　元参　沙参　龟版　阿胶　百合　山药　炙草　贝母

痰　饮

清江汪翁寓吴，延诊。案云：痰饮为病，清者为饮，稠者为痰，不得混而同之。今诊脉弦数，右胁掣痛，按之濯濯水声，病延半载，气短喘促，阳微气弱，所进水谷不能运化精微，积为痰饮而成囊澼矣。仿许学士法，神术丸

[批] 苍术、黑芝麻、黑大枣，同捣丸，如服后口燥，煎黑山栀汤饮。

某，痰之为病，变怪百出，王隐君②论之详矣。据述寒热温凉并进，曾无一效。今拟礞石滚痰丸，照《医灯续焰》方③。

李明府公馆延诊。云：痰之标在肺，本在肾，而脾又为标中之本，故曰治痰不理脾胃，非其治也④。诊得上下两虚，痰饮上泛，当健脾以纳肾。六君子汤去草，加熟地、丹皮、蛤壳、米仁。

某，关脉沉而滑，眼泡上下如烟煤，此痰也，病由肾

---

① 七年之病……三年之艾：重病七年而欲寻找储存三年的艾叶治病，喻病重药缓，难求速效。典出《孟子·离娄上》。

② 王隐君：即王珪，字君璋，号中阳，元代常熟人，隐于虞山，人称"隐君"，著有《泰定养生主论》。

③ 照医灯续焰方：礞石滚痰丸出《泰定养生主论》卷十三，用大黄、黄芩、青礞石、沉香四味，《医灯续焰》卷二载其方，加百药煎。《医灯续焰》，脉学著作，明代王绍隆传，清代潘楫增注，二十一卷。

④ 治痰……非其治也：语见《医宗必读》卷九。

少摄纳，水泛为痰。固本汤去生地，加洋参、阿胶、紫石英、牛膝、牡蛎、元武版、炙草、淡菜。

某，痰饮泛溢，气逆咳呛，腰酸面黄，此肺肾两亏，难求速效，当金水同治。金水六君煎加蛤蚧、麦冬、紫英、五味、杜仲、沙参，雪羹代水。

松陵沈延诊。数年久恙，胃气升逆，痰饮中阻，脘痛偏右，呕吐清水，脉弦而滑。前服诸方，治肝治脾不应，皆未明痰饮治法乃支饮横逆、胃失下行为顺之旨也。苓桂术甘汤加当归、吴萸、九香虫、车前子。

中街路管延诊。肾虚水泛，痰涎上涌。曾投八味丸，不效，此由茱、地之酸腻，附、桂亦不能得力。愚意以真武汤加减，沉香汁磨冲五小匙。

疹

某，风温发疹，咳嗽胸闷。

牛蒡　桑叶　连翘　蝉衣　土贝　枳壳　茅根　赤芍　丹皮　杏仁　生草　桔梗

北寺前宋延诊。风温郁伏，发为喉疹，身热喉痛，咳不能畅，胸痞口干，烦不得寐，骨节酸痛，汗出不解。素体肺虚，怕其热烁真阴。

羚羊角　牛蒡　桑叶　连翘①　枳壳　元参　生草　桔梗　杏仁　川贝

杨家园刘延诊。温邪湿热，郁而未达，身热虽缓，喉

---

① 连翘：原作"翘连"，据黄寿南抄本改。

肿赤，妨碍饮食，便溏胸闷，耳聋神呆。阳明郁热未清，少阴阴气先亏，恐其喉腐，内陷转虚。

桑叶　黄芩　葛根　犀角　羚羊　细地　元参　连翘　土贝母　枳壳　赤苓　生草　桔梗　莱菔汁

督粮署①许延诊。案云：痧毒灼热，咳嗽气急，甚致发厥，防喘塞。栀豉汤加犀、牛蒡、连翘、贝母、橘白、桑叶、芦根、枇杷叶、生草、桔梗。

再诊：照前方去栀、豉、乔②、贝，加羚羊、杏、土贝、前胡、西河柳。

三诊：风温痧毒不透，灼热不退，胸闷气急，喉痛音闪，其势甚重。

石膏　羚羊　牛蒡　瓜蒌皮　前胡　黄芩　土贝　枳壳　桑叶　赤苓　杷叶

温　热

横塘顾延诊。案云：温邪一候，未得汗战，舌黄渴饮，脉数烦躁，斑未透发，防其昏陷。

川连　竹茹　犀角　枳实　萆薢　豆卷　桔梗　芦根

带城桥顾汉槎别驾③公馆延诊。案云：湿温一候，身热不解，口干腻，舌绛苔薄，胸闷溲赤，五心烦灼，脉濡数。议清营泄热，栀豉汤合犀角地黄汤去丹、芍，加连、

---

① 督粮署：清代在与督运漕粮有关各省设督粮道，长官为道员，属官有库大使等。署，官署。

② 乔：连翘。古书多有将连翘写作"连乔"者。

③ 别驾：清代对通判（知府的副职）之称。

泽、枳、苓、贝、卷、竹叶、枇杷叶。

长署郑延诊。两候①汗出不解，便溏口干，舌黄边绛，谵语神烦，唇燥渴饮，脉弦数，夜不安寐。邪热溷②蒸阳明，最易暗入包络而为昏闭。黑膏加犀、贝、连、葛、枳、翘、苓、杷叶。

善长巷唐延诊。灼热舌黄，频频呃忒，神识时清时蒙，脉细数，溺短赤。湿温内蒸，不能畅达，昏陷堪虞。

竹茹　川朴　枳壳　郁金　川连　豆豉　菖蒲　杷叶
柿蒂　刀豆子　茅根

朱观察③延诊。案云：风邪湿热交阻，兼挟积滞，胸痞呕吐酸水，寒热去来无定，溺短而赤，大便坚燥。表里俱病，且先开提少阳，俾得准疟方妥。小柴胡汤去参、甘、姜、枣，加苏梗、枳实、六曲、川朴、左金、桂枝、泽泻、陈皮、赤苓。一剂而呕吐稍缓，矢气频而大便不行。

再诊：案云：邪滞溷阻不解，腑气旬日不通，既不转疟，舌干焦黄苔垢。防有劫津变幻之险，拟双解法。照前方去枳、桂、曲、左金、泽，加姜皮、制军、川连，一剂而腑通未畅。余谓：邪滞未净，必得彻底澄清，方无反复。

三诊：川连、川朴、枳实、青皮、萎皮、陈皮、制军

①　候：古时以五天为一"候"。
②　溷（hùn 浑）：混乱。
③　观察：唐代在不设节度使的地区设观察使，职级略次于节度使，简称"观察"。明清时用作道员的尊称。

易生军、赤苓,一剂而燥屎甚多。余谓:寒热渐减,舌苔稍化,险津已越,尚须清理。

四诊:黄连温胆汤加青蒿、黄芩、蒌实,两剂,诸恙向安,以开胃健脾①佐消痰食之剂,渐次调治而痊。

长洲学陈少君延诊,寒热九日,胸闷,舌黄垢,口干,汗出不畅,便秘溺赤,脉濡而数。风邪湿热,挟食滞溷阻,冀其转疟方轻。小柴胡汤去参、草、夏、姜、枣,加制军、川连、枳实、蒌实、豆卷、赤苓、陈皮。

再诊:腑通未畅,舌焦黄,口渴。余谓:邪滞尚阻,最虑劫津。竹叶石膏汤去参、冬,加滑石、蒌实、枳壳、生草、陈皮、猪苓、赤苓。一剂腑复畅通,渴减苔化。

山塘程公馆延诊。案云:湿热化燥,由脾传肺,昨进润肺和脾,咳嗽咽干少缓,虚里动跃亦减,脉细数,皮肤枯燥,神倦气微。仍从昨加减,所谓养阴而不腻,补脾而不燥者宜之。

沙参　麦冬　杷叶　石斛　桑皮　於术　茯神　贝母　谷芽

北街陈延诊。案云:昨进坎离既济、交通心肾法,神思稍得交粘,更衣亦畅。渐觉渴饮,舌心灰黄边绛,脉仍左细小右软数。温邪未能透达,心肝之火复郁于中,扰动心阳,尚属可虑。议泻南补北法,犀角地黄汤去芍,加川连、滑石、山栀、知母、生洋参、阿胶、川石斛。

唯亭药店马延诊。案云:湿热深阻,表之过汗而伤

---

① 脾:原作"俾",据黄寿南抄本改。

阳，攻之过下而伤阴。旬日以来，二便通而复闭，用外治法而解。昨又身热，舌灰浊而干，病势极重，一误岂堪再误？仿河间分消法，桂苓甘露饮加炙甘草。

正谊书院①某山长②延诊。阳明湿热，不能从少阳达泄，病逾一月。前服各方，法已大备，热不退，痳不长，多梦纷纭，脉数。仍从少阳、阳明两解之，小柴胡合白虎汤去参、姜、枣，加栀、豉、苓、陈、枳实、竹叶。

疫

藩署③谢延诊。案云：呃忒渐缓，渴饮身热，脉软数，心烦闷，舌尖绛光苔白。温邪尚伏，津液已枯，仍防劫阴。麦冬、生洋参、决明、贝母、杷叶、鲜霍斛、橘红、赤苓、生草、谷芽，转方加花粉。

麒麟巷吴延诊，素体阳虚，温④邪痹络，遍体酸疼，寒热得汗方解，加之中土式微，肝木乘侮，脘痛，得食稍缓，昨又呕血瘀紫，久病入络矣。苓桂术甘汤加杜仲、米仁、桑枝、藕。

太子码头船上倪延诊。案云：入水浸淫，寒湿相搏，郁而为热，发热畏寒，一身重着，多汗恶寒，溺黄。五苓散合阳旦汤意。[批]《活人书》曰：桂枝汤加黄芩名阳旦。成无

---

① 正谊书院：清同治五年（1866）闽浙总督左宗棠在福州创设正谊书局，刻印图书，同治九年（1870）改为正谊书院，取董仲舒"正其谊不谋其利，明其道不计其功"语之意，教授学生。
② 山长：书院讲学者。
③ 藩署：布政使（清代各省督、抚的属官，掌财赋和人事）官署。
④ 温：黄寿南抄本作"湿"，于义为顺。

己曰：即桂枝汤别名。

桂枝　川连　白术　生草　木防己　猪苓　赤苓

南国陈延诊。阳微湿阻，生冷凝滞，腹左作痛，色㿠白，昨曾呃逆。且与温通，旋覆代赭汤去参、甘、枣，加冬术、泽泻、神曲、米仁、木香、木瓜。

某，肝肾阴亏，湿热化燥。

生地　首乌　苁蓉　茯神　白芍　洋参　麦冬　生草柏仁　麻仁

新学前张延诊。惊恐伤神，湿热阻胃，中阳困顿，病逾四旬，脘痞不饥，面色萎黄，频吐腥痰，并不咳嗽，脉虚软不数，势恐交节延脱。温胆汤去枳、草，加参须、杷叶、石斛、郁金、米仁、兰叶、稻根、茅根。

吴江朱延诊。案云：阴液既亏，气分复弱，不饥不寐，舌白味酸，胸腹痞闷，溲短赤，肠鸣，嗳气不爽，脉濡软而数。中虚痰阻，气不振作，汗多言微，惟恐悠悠致变。秫米半夏汤加参须、枣仁、石斛、枳壳、通草、茯苓、陈皮。两剂后稍能得寐，胸痞渐开，转方加生蛤壳、生谷芽。

山塘瞿延诊。潮热已止，目黄渐退，湿热伏邪化净矣。但小溲夜多，腰酸，痰咳，脉细软，脾肾两亏，下焦少摄纳之权。

人参　麦冬　於术　熟地　覆盆　黄肉　杜仲　杞子山药　牡蛎

杨方伯①［批］雪帆，名懋恬，江西人。其弟名懋珩，曾官长洲令夫人延诊。案云：昨进补中镇逆一法，气平胀减，稍得安寐。子夜气复升塞至脘，腹膨鸣响，小溲利而色赤，惮烦少睡，眩晕心悸，嗳气频来，脉象虚弦而软，面色萎黄憔悴。中下自虚，湿热复恋，肝木乘土，正值土旺，惟恐虚波眩晕之变，必得纳补方妥。仿十味温胆法，通补兼施，冀其应手为幸。条芩②、砂仁炒、熟地、枣仁、茯神、决明、橘红、竹茹、白芍、柏仁、谷芽、佛手、宋半夏、藕、沉香汁，两剂而气塞渐平，稍得安寐，再从此加减数剂而痊。

元署使郭姓，四月中天气甚热，饱啖酒肉，往郡庙观剧，热极，卧门首取凉，醒后至友人寓中闲谈，回署忽然昏晕，目定口呆，僵直。以痧治，不应。藿香定中等丸服，亦罔效。延诊，问其同事，知徐州人，年壮体强，堪任攻达，乃书大承气汤，大黄、芒硝各五钱，以卧龙丹嗅之取嚏。约一时许腹③中雷鸣阵响，所下垢秽甚多，渐即苏苏④，出鼻血甚多。明日再诊，已霍然。

予与淡翁世伯两世交好，忆予昔年患温热病，起坐狂言，因专函飞棹⑤，敦请诊视。娄东诸医类用川连、羚羊、牛蒡等味，罔效。世伯诊毕，书案云：温邪伏热，逆传心

---

① 方伯：明清时对布政使之称。
② 芩：黄寿南抄本作"参"。
③ 腹：原作"复"，据黄寿南抄本改。
④ 苏苏：苏醒。
⑤ 飞棹（zhào 兆）：乘快船。棹，船桨，也指船。

包，神志模糊，非用大剂清营泄热，佐以宣窍涤痰，恐昏陷厥逆踵至矣。定犀角地黄汤加参须、珠粉、竹沥、菖蒲，一剂而狂躁稍安，谵语亦止。时有戚友畏其虚，进熟地而复蒙。仍改从生地，养阴清化，挽留三日而获瘳。书此以志弗谖①云。世侄金国莹识。

霍 乱

蕲门外盛姓药铺延诊。案云：暑湿内阻，霍乱吐泻，指麻胸闷，舌白口腻，额出冷汗，脉弦细，干呕不纳。阳微邪恋，胃气困顿，恐转变幻。

川朴　川连　萸　木瓜　神曲　生冬术　姜渣　泽泻　半夏　陈皮　茯苓

因果巷汪延诊。湿热肝邪并发，兼有积滞，胸闷腹痛，上下不通，脉细肢冷。干霍乱之象，防其厥逆，平胃散去陈、草，加枳实、旋覆、郁金、夏、神曲、青皮、佛手。

臬辕②前吉升客寓延诊。陡然吐泻，转筋，脉伏肢冷。霍乱者，挥霍撩乱也，势如疾风暴雨，危急已极，姑仿木萸煎，以冀万一。淡木瓜、食盐各五钱，淡吴萸二钱，三味同炒，井、河水各半煎，温服。[批] 木萸煎，华祖方。

---

① 谖（xuān 宣）：忘记。
② 臬（niè 聂）辕：提刑按察使司官署。臬，清代对提刑按察使之称。

施旗牌①自京都差回，冒暑奔驰，风邪夹滞，兼之恼怒，陡然发热，胸闷神蒙，继则头重耳聋，腹泻身热，脉虚，谓之伤暑。《甲乙经》[批]晋皇甫谧《甲乙经》可继《素问》《灵枢》二经，较《汤液本草》《中藏经》实胜，盖二书实伪作也云热伤气而不伤形②，所以脉虚也。烦躁不安，汗出怕冷，即洒洒然毛耸之旨。此劳倦受暑，未曾透达，两候防重，黄连香薷饮去扁豆，加醋炒半夏、藿香、茯苓、六一散、荷梗。

再诊：昏蒙烦躁顿减，照方加木瓜。

三诊：身热稍缓，腹泻未止。照再诊方去香薷，加香附、煨葛根、川朴。

四诊：泻止，照方加青蒿、黄芩，调理而愈。

陕西皮货客王姓，寓泰伯庙桥徐姓行③中，患阳明病，狂渴便秘，脉伏不显。诸医认为霍乱，渴烦脉伏，议用冷香饮子。余后至，时已昏夜，秘其方而不宣，诊毕，告其戚友曰：暑邪深入，正如大兵压境，危在④累卵，非外援猝至，力透重围，孤城难保矣。此阳症似阴脉之伏，非脉之绝也。若以为阴证似阳而投姜、附，正如抱薪救火矣。定大剂竹叶石膏汤，加生大黄。时伊戚刘姓，亦以热药不

---

① 旗牌：明清时颁给总督、巡抚或钦差大臣的特制旗和牌，为其拥有便宜行事特权的标志。此指执掌旗牌的官员。

② 热伤气而不伤形：语见《济生方·伤暑门》。

③ 行（háng 航）：商铺。

④ 在：黄寿南抄本作"如"。

可用，而一傅不胜众咻①，且病者畏石膏如虎，不得已两方并货，隐煎石膏汤与之服，而病者不知也。是夜渴减腑通，脉亦稍起。明晨延诊，病者尚疑未服昨方，以药渣示之而信，调治旬日而霍然。生死关头，稍一鹘突②，便不可收拾，此事难知信然。[批]近岁兵火之余，疫疠流行，大小老弱男女，病发相似，朝发夕死，速者廑③三四时，往往服温剂如玉壶丹、来复丹、大顺冷香等，间有生者，若稍沾寒凉，无不立毙。每阅洄溪④《伤寒类方》附注，更发一喟，盖一当中天景运，一已季世气衰，人身一小天，真不虚也。

二摆渡布庄翁延诊。暑风湿热，混阻阳明，肝阳蒸动，下午潮热，溲赤，头痛如劈，舌绛苔黄，脉弦细数。恐传厥阴，痛甚致厥。黄连温胆汤去草、枳，加决明、菊炭。

西津桥朱，务农为业，春初寒热往来，冒风恣食，近感暑湿，左腹结癖坚痛，胸闷纳减，便溏溺赤，脉濡数。又兼乱服草头⑤，大泻伤中，正虚邪郁，势极险重，南阳[批]朱《南阳活人书》⑥所谓坏症⑦也。小柴胡汤去参、姜、

① 一傅不胜众咻（xiū 休）：谓一人持正确意见而众人喧扰，难以施展。典出《孟子·滕文公下》。傅，教育。咻，喧扰声。

② 鹘（gǔ 鼓）突：疑惑不定。

③ 廑：同"仅"。《字汇·广部》："廑，与'仅'同。"

④ 洄溪：即徐大椿，清代医家，原名大业，字灵胎，晚号洄溪老人，吴江（今属江苏）人，著有《兰台轨范》《医学源流论》《伤寒类方》等。

⑤ 草头：民间医生所用草药，汗下吐者居多，性多峻烈。

⑥ 朱南阳活人书：即宋代朱肱所撰《南阳活人书》。朱肱，宋代吴兴（今浙江湖州）人，字翼中，号无求子，著《伤寒百问》，辗转残缺，经张蕆补订，成《南阳活人书》，亦名《类证活人书》。

⑦ 坏症：《伤寒论·辨太阳病脉证并治》："太阳病三日，已发汗，若吐，若下，若温针，仍不解者，此为坏病。"

枣，加川连、枳壳、鳖甲、萆薢、丹皮、白芍、茯苓、陈皮、川贝。

东汇程祥丰木行延诊。案云：暑湿热交阻，兼之道途跋涉，疟来两次，寒轻热重，胸闷头胀，口渴溺黄，病势方张，准疟方轻。[批]忆去年夏间，治一亲戚家老媪①，年六十八岁，初乃中暍，后咳嗽痰多，热不退，无汗口渴，神志不慧，已二旬余，百计无效。后用百合知母汤，服至六七剂，热方退而神清，调理半月始瘥。此正合古人百脉一宗之旨。

柴胡　川朴　黄芩　藿香　泽泻　竹茹　川连　神曲
杏仁　半夏　赤苓

复诊：热势未减，汗出不畅，呕恶，口干作甜，头胀，邪伏尚深也。照前方去杏、朴、茹、藿，加制军、蒌实、荷边。

三诊：汗出已畅，大便亦通，胸背发痦②，壮热口干，病有外达之机，但暑热尚重，须彻底澄清，方无反覆③。

青蒿　黄芩　泽泻　赤苓　枳壳　川连　半曲　神曲
花粉　六一散

金阊陆延诊。案云：暑湿，病经半月，寒热不止，腹鸣泄泻，溺短渴饮，烦躁无寐。既防变痢，又虑劫津。四逆散合葛根黄芩黄连汤，加茯苓、荷蒂。

再诊：鼻衄颇多，热邪稍泄，惟寒热胸悗④，泄泻腹

---

① 媪（ǎo 袄）：老妇。
② 痦（pēi 胚）：皮肤上的白色小泡。
③ 反覆：义同"反复"。
④ 悗（mán 蛮）：烦闷。

痛，烦躁未减，寐尚少，脉仍细数。

青蒿　葛根　芩　犀　川连　枳壳　川斛　白芍　荷
蒂　茯苓

三诊：热缓泻稀，渴饮少寐，脉仍左细数，右弦数，
未许坦途也。

犀　蒿　芩　白芍　生地　花粉　丹皮　川斛　芦根
稻头

蔚溪王延诊。案云：暑湿热三气内伏，病涉旬余不
解，舌苔黄腻，渴饮口干，溺短胸闷，脉形濡数。酷暑熏
蒸，邪郁不达，五心烦热，防其昏陷。允翁从心营肺胃立
法，甚合病机，僭拟候裁。犀、鲜地、竹茹、滑石、鲜
斛、杷叶、花粉、茯神，一剂，晡热尚甚，子后始静。

再诊：舌苔黄腻，渴饮溺赤，痞不知饥，脉濡数，邪
滞互阻，惟恐津涸致变。照昨方去花粉、滑石、茯神，加
石膏、枳壳、佛手。

三诊：昨仍晡热，子后得寐，舌苔未化，口黏腻，腹
膨满。病将两候，暑湿与宿滞互阻阳明，体质操劳，心营
内弱，尚虑乘虚变陷。

石膏　知母　贝母　枳壳　茯神　杷叶　通草　鲜斛
鲜地　郁金　竹茹　佛手

四诊：案云：昔南阳于中暍有汗下温针之禁①，而用
药但取甘寒，生津保肺，固阳益阴。今自清营化热以来，

① 昔南阳……汗下温针之禁：《金匮要略·痉湿暍病脉证并治》："太
阳中暍……若发其汗，则其恶寒甚；加温针，则发热甚；数下之，则淋甚。"
暍，中暑。

虽热净神安，而舌仍黄厚，口渴作腻，脉濡数，溲短缩，阳明之暑湿尚深也，差喜胃气少苏，以冀渐化余邪为幸。

石膏　麦冬　杷叶　枳壳　贝母　通草　鲜斛　竹卷心

周介堂州尊，从高邮抱恙回省，延诊。案云：平昔贤劳鞅掌①，心营亏耗，伏邪乘虚深阻，不克转疟，舌渐劫津，夜烦无寐，势颇险重。病在阳明，仍当从少阳线索开提，准疟方轻。小柴胡合白虎汤去参、草、夏、姜、枣，加瓜蒌、杷叶、竹茹、赤苓、杏仁。

再诊：服两剂而津润，略能得寐，因去柴、杏，加青蒿、生洋参、麦冬等味，以后疟势稍轻而未尽，药拟清热和中。数剂后，脉数渐和，知饥胃苏，再拟扶正化邪、开胃健脾，兼消痰食之剂，人参服至成两而痊愈。

祥参府延诊。案云：暑湿热内阻，身热不扬，胸痞，腹痛拒按，溺色赤而频数，舌苔黄垢，渴不欲饮，脉形濡数。邪滞互结，势颇险重。仿大柴胡汤加减。

柴胡　川朴　蒌实　制军　元明粉　萆薢　陈皮滑石

再诊：腹痛稍缓。照昨方去滑石、制军，加泽泻、杏仁、枳实、青皮、半夏。

三诊：更衣颇畅，惟胸痞未舒，寒热稍退，舌仍黄垢，脉细数。里滞虽通，余邪未净，尚防反覆。

---

① 鞅掌：公事纷繁。《诗经·小雅·北山》："或栖迟偃仰，或王事鞅掌。"

青蒿　黄芩　瓜蒌　川朴　枳壳　神曲　郁金　山栀茯苓

四诊：服两剂后，诸恙少瘥。照昨方去山栀，加杷叶、蒌皮、橘红，饮食起居加意调摄而痊。

王家巷何延诊。心脾两虚，湿热内郁，似疟未准，舌黄腰酸，倦怠纳少，正虚邪恋。仿东垣法，清暑益气汤去芪、柴、葛、芪、归、柏、升、姜、枣，加瓜、苓、夏、斛。

恒德典张延诊。案云：身热渐退，中气转虚。四君子汤加芍、陈、贝。

玉峰李少君，吴槐江尚书^①之甥也，患病甚剧，折柬^②飞棹相邀。案云：叶眉寿^③有言，夏秋感症似疟，最属淹缠^④，与伤寒六经治法迥别，当从河^⑤间三焦立论。今哲嗣^⑥之恙，始而寒热似疟，六日之间即经转重，所幸邪从汗解，转危为安。然此汗非从表散而来，亦非从六经论治，乃清营化解而得，所谓三焦通彻，云行雨施，暗合其旨。兹届两候日来，连进气营两清、彻底澄清之剂，不为浮言所惑，舌之黑者渐化而为白矣，脉之数者渐转而为

---

① 尚书：明清时中央六部的长官。

② 折柬：写信。

③ 叶眉寿：即叶天士。苏州叶天士故居有眉寿堂，因称。

④ 夏秋感症……最属淹缠：《临证指南医案》卷五："感症似疟，总当以感症之法治之。要知伏气为病，四时皆有，但不比风寒之邪一汗而解，温热之气投凉即安。夫暑与湿，为熏蒸黏腻之邪也，最难骤愈。"

⑤ 河：原作"何"，据黄寿南抄本改。

⑥ 哲嗣：对他人儿子的尊称。

和矣，汗出津津，知饥能食，悉征胃气之和。然肠胃湿热，还须从二便而泄。倘余热熏蒸，辛凉如石膏，微凉如竹茹之类，又何妨进退于其间乎？至节饮食，慎寒暖，毋庸多赘。

关镇谢转方，阅病原，近日有邪少虚多之象，至于小溲茎痛，恐非湿热之阻，乃无阴则阳无以化也，霜降伊迩①，怕陡然虚波。仿西昌②法加减，清燥救肺汤去麻，参用须，草用生，加生地、决明、贝、神、蔗汁。

道光元年，表侄石砚耕患伏邪既平，而元虚邪恋，调摄失宜，至十月复病，始似疟，继而连热不扬，胸痞拒纳，气粗腹疼，下利稀水。在郡诸医延竟，服过柴胡、四逆、平胃之类，罔效。韫山姑丈嘱请夫子以决之。夫子曰：自当从心营肺胃主治。案云：复③病又经九日，身热不扬，兹腹痛下利虽止，而神志模糊，谵语烦躁，手掉唇牵，舌焦尖绛，根浊液涸，牙龈映血，脉象皆数，腹硬④脘痞，咳呛不爽，矢气频而大便不行，邪传厥少二经，津液被燥屎劫夺，阴耗阳亢，昏陷厥逆在即。勉拟清营泄热、急下存阴法，犀角、细生地、川连、黄芩、川贝、阿胶、丹皮、白芍、杷叶、茅根，先服秋水丸［批］秋水丸，酒煮大黄，露于夏秋。昔张友樵世丈家制最为合度三钱。夫子谓

---

① 伊迩：将近。

② 西昌：即喻昌，明末清初医学家，字嘉言，号西昌老人，新建（今江西南昌）人，著有《寓意草》《医门法律》等。

③ 复：原作"腹"，据黄寿南抄本改。

④ 硬：原作"鞭"，据文义改。

慰曰：就病势论，非生军下之不可，第恐病家胆怯不服，无已以秋水丸代之，然未惬意也。若能腑通神清，始得生机耳。更余，诸高明咸集，及亲友见此方，一词莫赞，特以正虚，恐不胜任。时张友樵先生在座，是丸为其家制，亦以三钱为过多。遂至发言盈庭，无敢执其咎者。幸姑丈有卓识，谓寇踞险要，非此背城一战，何能荡涤？况澹安先生予所心服，出此奇兵，必立奇功。若云过峻，减之以试可也。于是先服一钱，时已夜半矣，明日早旦下燥屎一枚，卯刻以二和药复进丸七分，巳刻又下二小枚，神稍清，色稍起矣。复延夫子再诊，案云：身热解而未净，神识清而不慧，舌薄津回，脉数未靖，脘舒谷进，皆属吉兆。无如秋水丸服之尚少，与病情不称，以致便通不畅，险关虽越，尚非坦途。议清泄余邪，佐以润下。照昨方去连、胶、芍、贝，加麻仁、鲜斛、竹茹、神曲，生地用鲜。夫子曰：凡此等症，探原既的，药不宜轻，盖峻品之投，可一而不可再。兹清理余邪，尚需时日，此地周半池先生延以调治可也。乃延半池，诊不半月而瘁。［批］病家医家见《医学源流论》。受业金慰祖谨识。

冬　温

社坛朱延诊。冬行春令，即属冬温，内闭肺气，痰喘升塞，几至闭厥。兹喉间漉漉痰鸣，脉形濡数，势恐今晚复来。苏子降气汤去草、朴、归、芪①、沉、桂，加银杏、

---

① 芪：原作"氏"，据黄寿南抄本改。

旋覆、海石、葶苈、茯苓、莱菔子。

中镇府张延诊。冬温内郁，咳呛失音，舌苔剥落，中心干光，脉弦数。劳动气喘，三阴素亏，肺分郁热，夜则咳甚。议清养肺阴、涤痰宣浊。

沙参　桑皮　杷叶　芦根　瓜子　川贝　生草　桔梗　蛤壳

西贯桥客寓陈延诊。冬温伏重，喉痛身热，恐发痧疹，晚虽更衣，未曾达汗，腑通表未解也。凉膈散去黄、芒，加桔、荆、防风、土贝、紫、羌、枳、蒡子。

郭家巷孙延诊。寒热不汗，喉痛且腐，音闪不扬，颈项结核，脉弦细。冬温深伏，仿三拗法，以开泄之。三拗汤加翘、蒡、枳、桔、元参、土贝。

和庆典洪姓延诊。案云：湿热食滞，夹杂冬温，身热恶寒，未经得汗，舌黄胸痞，脉濡数，体虚邪郁，恐其增重。栀豉汤合二陈去草，加杏、桑叶、枳壳。

再诊：寒热汗多，重于阴分，屡进和解不能退热，脉象虚弦。仿邪少虚多之例，用复脉法两剂，而热缓汗多，炙甘草汤去桂枝、麻仁，加白芍，陈酒煎。

督粮厅徐使延诊，伏邪冬发，兼挟肝郁，病经半月，胸闷呕恶，舌黄苔垢，不纳不饥，脉弦数不畅，口黏腻，便秘溺短，夜烦少寐，既不转疟，又不畅汗，防陷。温胆汤合小柴胡去参、甘、陈、姜、枣，加郁金、川连、蒌皮。

学士街张延诊。夏秋湿热，发于冬令，邪伏极深矣，转疟寒重热轻，舌黄口腻，心中悸宕①，脉弦细。病前遗泄，阴气内夺，恐其正不敌邪。何人饮去姜，加於术、茯苓。

疟

葛庄李延诊。疟痢后阴阳两亏，客邪易感，腠理不固，肺主皮毛，肺气虚也。舌黄边紫，右胁气胀，日中背部恶寒，至今有时气坠后重。议和阳益阴，苓桂术甘汤加参、熟地、归身、白芍、麦冬。

陈云柯②［批］名桂生，钱塘人。少君名适，曾官学士。中丞之弟桐生为先君同年，后官至云南观察，开府③吴中，患疟甚重，热则对冰，寒则拥炉。有一明府④知医，进诊，令贴胡椒膏药三处以截之，而疟势不减，神识渐昏。专足延入署诊视，见其仆从环侍，重衾复帐，先嘱其揭去膏药及房中冰炭等物，左右有难色。因告其少君曰：此伏暑成疟也，当此热令，清暑自能却病，病却则寒热不止而自止。今起居饮食既不合度，又加以辛热之膏药，能不引邪入内乎？令尊宪公祖大人，国计民生，任大责重，剪烛夜阑，披阅案牍，心营亏耗，历有年所，暑邪深入，热甚神蒙。兹承下询，宜屏油荤，戒生冷，习静养疴，用药以清暑和

① 悸宕：心悸动不已。
② 陈云柯：即陈桂生，字坚木，号云柯，钱塘（今杭州）人，官至江苏巡抚。
③ 开府：古时高级官员建立府署并自选僚属。
④ 明府：清代对知府之称。

中为主，毋欲速以求安，毋喜功以生事。逐日夕进署，调治半月而豁然。是岁，适余周甲①，中丞②书"美意延年"匾相赠云。[批] 庚申之劫③，敝庭朽毁过半，而此额巍然仅存。

周郡尊 [批] 名岱龄，即前州尊之侄延诊。案云：暑湿未清，疟轻早截，躁烦无寐，渴饮胸痞，脉弦数。必须清理，方免变端。小柴胡合白虎汤去参、甘、夏、姜、枣、粳米，加竹叶、贝母、麦冬、赤苓、稻叶。

再诊：渴饮少减，照昨方去贝、麦、知、稻叶，加枳壳、杏仁、杷叶、半夏、橘红、郁金、芦根。两剂后稍能寐，胸痞亦舒，再以清暑和中之剂调理而安。

元和学杨延诊。伏邪为病，疟将三月，参差不齐，寒热相等，渴饮汗多，舌白苔腻，脉弦细。素体薄弱，阳气式微，宜和营卫。桂枝汤加黄芩、於术、半夏、茯苓。

枫桥李公馆延诊。案云：中虚，素体湿热困阻，舌黄苔浊，渴饮胸痞，疟来稍短，而神气困倦。治当扶正化邪，何人饮去归，加青、知、陈、苓、姜、枣、竹茹、金斛、生草，参用生洋参。

再诊：寒热已止，舌苔未化，胸痞未开。议从清泄，照昨方去青、乌、知、斛、姜、枣，加蒌皮、郁金、贝母、川斛、谷芽、佛手。

---

① 周甲：满六十年。

② 中丞：指陈云柯。清代各省巡抚例兼察院右副都御史衔，相当于秦代的御史中丞，因称。

③ 庚申之劫：指清咸丰十年（1860），清军与太平军在江浙一带的战事，地方破坏严重，人口锐减。

三诊：口仍黏腻，频吐苦水，胸痞，不饥少纳。温胆汤去草，加瓜蒌、郁金、金斛、谷芽、茅根。

四诊：脘舒谷进，胃气稍苏。用洋参、制首乌、枣仁、茯神、金斛、砂仁、谷①。

因果巷陆延诊。案云：但热不寒，阴气先竭，阳气独发，少气烦冤，手足热，泛泛欲呕，痹②疟也。白虎汤去草、米，加青、枳、杏、苓、竹叶、稻叶。

莳门彭延诊。案云：间疟两次，寒轻热重，甚至昏厥，胸痞痰多，脉弦滑。议先和解，用小柴胡汤加减，服后病无进退。

再诊：案云：昔贤论疟发勿治，因其衰而竭之。经曰：无刺熇熇之热，无刺漉漉之汗，无刺浑浑之脉③。用药之法，当避其锐气，先于疟未来一时前服，或隔宿煎成，露于中庭，明晨温服，今于疟正盛时服之，宜其不效也。黄连温胆汤合小柴胡去甘，加郁金、神曲，一剂而热减，两剂而疟止。[批] 熟《刺疟篇》，又得仲醇心法。

三　疟

某，疟来四十余次，寒热轻而未净，营卫未和也。四君子汤加乌、芍、姜、枣。

新造桥弄宋延诊。三疟，周岁近复，身热八日，舌白，脘腹痛胀，面色晦，脉弦细数，左胁结癖。议和解泄

---

① 谷：此下疑脱"芽"字。
② 痹：疑为"痒"之误。
③ 无刺熇熇之热……浑浑之脉：语本《灵枢·刺法》。

邪，小柴胡去甘草、半、姜、枣，加丹、芍、苓、陈、郁金、鳖甲、谷芽。

府学孙延诊。三载久疟，过服寒凉，正虚盗汗，少寐，行动无力，左胁疟母，怕成疟劳。何人饮加鳖甲、冬术、砂仁、茯神、牡蛎、淮麦。

金史巷王延诊。阴虚脾弱，三疟四年之久，近增胸痞腹膨，脉右虚细，左虚弦，疟膨之渐。桂枝汤去甘，加首乌、丹皮、归身、陈皮、党参、砂仁。

山塘张公馆延诊。中下两亏之体，传入三阴，发为大疟。食少痰多，动则气喘，脉右软，左虚弦带数，必当顾本治邪。

鳖血炒柴胡　党参　制首乌　冬术　枣仁　归身　半夏　橘红　黄芩　竹茹　丹皮

桃花坞徐延诊。湿阻太阴而成三疟，色黄溲短，舌白苔腻。宜和营卫以泄湿，达原饮去槟、芍、甘，加川连、桂枝、茵陈、萆薢、橘、夏、苓。

北望庭刘延诊。夏秋湿热，发于秋初，早经寒凉，邪不外达而疟作绵延，至今已历四月，热发于午，退在戌亥，汗亦未透，邪留阴分，目黄溺赤，脉右弦左软弱，胸痞肌瘦，神倦，邪恋正虚，怕其蔓延劳怯。

鳖血炒柴胡　参须　宋夏①　酒炒白芍　於术　陈皮　茯苓

王楚江先生，馆于郡斋，年逾花甲，久恙三疟，形神

① 宋夏：宋半夏。

疲乏，寒热或短或长，延诊。余谓：虚体伏邪，营卫不和，非用温补以托之，恐难奏效。书十全大补汤加制附子。先生虑其过燥，余谓：《证治要诀》戴元礼①治疟独寒者，七枣汤用附子一枚，历有成效，且姑试之。［批］济生七枣汤用川附一枚，姜七片，枣七枚。服之而口不觉燥，再服一剂，精神稍振，疟转间日矣，连服四剂而疟日作，渐次调理而痊。

滞 下

余壮岁，秋日患滞下，历医三四，势已濒危，敦请澹翁诊视。时已昏夜，诊毕，拣阅前所服方，谓余兄醉吟曰：暑毒深入营分而为血痢，痢疾诸方法已备而不应，当用泼火散［批］榆、芍、连、秦皮②以急解其毒。如法服之，一剂痢稍减，两剂势大定，调治旬余而安。后问及制方之意，澹翁谓：此方不独秦皮、白芍敛肝泄肝，黄连、地榆主腹痛下痢，尤妙在酸浆水一味，俾热毒之下陷者得苦酸寒之品以清其火，而燎原者扑灭矣。追维畴昔③，书此以志不忘。世晚陈振挨识。

子爵④陈提军折柬招诊。案云：痢疾古称滞下，以其逼迫恼人也。长夏暑湿，触秋凉而发，不从表达而为里

① 戴元礼：即戴思恭，明代医家，字原礼，号肃斋，朱丹溪弟子，著有《金匮钩元》《证治要诀》《证治类方》《推求师意》等。
② 秦皮：按泼火散出《奇效良方》卷五，其书作"青皮"。
③ 追维畴昔：回忆往昔。维，通"惟"，思。《说文通训定声·履部》："维，假借为'惟'。"畴昔，往昔。
④ 子爵：古代五等爵位（公、侯、伯、子、男）之一。

陷，故痢比疟较重。今诊，脉数胸闷，口干身热，十七日不能畅汗，舌苔黄，泄泻不爽，腹痛后重，势非轻渺。葛根黄芩黄连汤加柴、枳、楂、苓、六一散、荷蒂。

再诊：腹痛稍缓，身热不退，舌尖绛苔黄，胸痞，渴饮，溲短赤，此协热自利也。暑邪深伏，防有劫津变幻。犀角、鲜地、青蒿、黄芩、萎根、枳壳、赤苓、杷叶、生草、芦根，服后痢少缓，再以清涤之法调理而安。

斜塘张延诊。案云：暑湿下陷，痢经七日，后重里急，昼夜百余行，舌白胸闷，神气倦怠，兹利数稍减而脉形濡数，胃不知饥，恐起虚波。议东垣法，清暑益气汤去芪、味、麦、姜、枣，加白芍、茯苓，两剂而胃气略苏，转方去芎、术，加五味，分两俱轻，遵成法也。

嗽 痢

北濠许延诊。案云：火酒烁肺，痰热内阻，咳嗽经年，发于夜半天明，咽痛音闪，近增纳胀，头晕腰疼，足冷便泄，魄门反痛，三阴俱竭，当此烁石流金之令①，何以支持？犀角地黄汤去丹、芍，加元参、沙参、海石、杷叶、人中白、麦冬、贝母、花粉、骨皮、生草、桔梗。

再诊：痢下臭秽殊甚，此水不生膀胱而入大肠也。腹鸣而痛，胸痞不纳，咳嗽口渴，咽痛内热，肺气大伤，不能通调水道，金水两亏，又逢酷暑，下利而上，不纳

---

① 烁石流金之令：指盛夏。烁，通"铄"。《周礼·考工记序》："铄金以为刃。"陆德明释文："烁，义当作铄。"

防脱。

沙参　白芍　麦冬　生地　川贝　丹皮　山药　生草
桔梗　泽泻　茯苓

三诊：痢下稍止，咳嗽咽痛颇甚，中虚少气，头目昏晕，大渴引饮，尚恐增剧。照昨方去丹、泽、桔、药，加元参、骨皮、粳米、米粉、炒麦冬。

木杏桥孙延诊。寒湿里陷，腹痛利积，日夜无度，胸闷呕恶，脉弦数，肢厥冷，必延噤口。四逆散加青皮、川朴、槟榔、茯苓、薤白。

上津桥陶延诊。六外中虚，暑湿深阻，下陷为痢，上逆为呃，口糜纳减，势恐延脱。四君子汤加姜炭、川连、竹茹、杷叶、橘红、刀豆子、柿蒂。

带城桥蒋延诊。下痢纳减，神倦脉软。用东垣法升清降浊，利仍不止，经所谓仓廪不藏，门户不要①，大肠滑脱，所以泄利不禁也。病已危剧，姑兼堵截阳明，四君子汤加肉果、赤脂、熟地、白芍、升、柴、杜仲。

虞山沈姓延诊。案云：痢经五月，阴气已伤，近增浮肿纳减，舌白脉濡，形神倦息。脾肾两衰，诸法不应，姑从温补，真武汤用干姜，加参、炙草、泽泻、煨葛根、煨木香。

再诊：利下稍稀，便带血积，囊肿如斗，足膝作胀，久痢入冬，脾肾伤矣。附子理中汤合补中益气去芪，加木香、白芍、泽泻、茯苓、神，四剂，囊肿渐消，转方以丸

---

① 仓廪……不要：语本《素问·脉要精微论》。

剂调理。[批] 此火生土法，益火之源也。

休息痢

坟邻某，患痢四载就诊。案云：寒湿①中阻，脾阳内弱，痢兼红白，舌白口腻。治以和中运湿，补中益气汤去芪，加木香、炮姜、酒炒白芍、山药、米仁，八剂而瘥。

大瘕泻

昆山县张明府延诊。案云：肾少蒸腾，脾失健运，以致水谷积饮下为瘕泄。法当温补脾肾，佐以升举督脉。

鹿角霜　熟地　菟丝子　附子　於术　补骨脂②　茯苓　杜仲　肉果

某，下虚上实，过在足少阴巨阳。议纳肾泄肝撤饮，十味温胆汤去远志，加丹皮、胡连、牡蛎、白芍。

郁

董爽亭弟妇，患肝厥，妄见妄言，如醉如痴，问之一无所苦。屡服疏肝药，不应。延余诊，谓爽亭曰：此肝胆痰火郁怒所致也。询之果然，因其夫远贾，素有痰火，郁怒而成。案云：肝失条达，胆失决断，再加痰火，以乱其神明。仿西昌法以通血于冲脉，而经闭者可冀其通，神乱者可复其静。令服当归龙荟③丸，每服三钱，服三日，佐

① 湿：原作"热"，据黄寿南抄本改。
② 脂：原作"指"，据黄寿南抄本改。
③ 荟：原作"会"，据文义改。

以煎剂，清热豁痰，旬日脱然。

厥

榷宪①延公令嫒，年甫及笄②，卒然痉厥，不省人事，冬夜过半招往，余适往乡视诊。珊儿进署，见其暖室围炉，目窜强直，少选厥回。入诊，用濂珠③、竹沥送至宝丹研服，稍安。明晨复厥，余进诊，药拟豁痰清热，君以酒浸生军三钱，连服三剂，厥定神清。询其致病之由，北地山多水少，甫下江南，江河之险，目未所睹，心生恐怖，故有是症。此方盖仿当归龙荟之遗意，宜其效也。

不 寐

平川陆室女，因痧火未清，梦魂颠倒，恍惚少寐，火升头晕，面赤心宕，汗多，舌光无苔。屡服清心安神药，罔效，来省就诊。案云：脉弦而细，右三部滑数，种种见症，皆上盛下虚之象。所幸天癸仍行，血虽枯而未绝，许学士所云病不在心而在肝也，其神魂飘忽，俱由于此。木火交炽，酷暑舟行，尤非所宜。真珠母丸去地、归、柏，加贝母、知母、决明，丸服，两月平善。[批] 本事真珠母丸：珠母、当归、熟地、人参、枣仁、柏仁、犀角、苓、沉香、龙齿。

---

① 榷（què确）宪：主管专卖的官员。
② 笄（jī基）：古时女子十五岁时绾起头发，插上簪子，表示成年。
③ 濂珠：即廉珠，产于广西合浦的珍珠。

江城张炼师，年近七旬，买舟[1]就诊。案云：气血两枯，心肾不交，悸宕麻痹，头眩，半载不寐，音哑便坚，脏阴日涸。仿养阴潜阳、交通心肾，鸡子黄连阿胶汤加生地、洋参、麦冬、决明、丹皮、龟版、白芍、霍斛、枣仁、柏仁。［批］案先大父《奇病录》中奇治一卷中载，三年不寐，用刀豆子一味，井水一碗止痢，醋一杯止嗽，皆劫闸而应如桴鼓。

再诊：悸宕麻痹稍减，夜仍少寐。细询其素喜豪饮，湿痰内郁，近加恼怒，木旺土衰，不寐已久。此高年神不守舍，非细故也。十味温胆汤去枳、远，加丹、神、淮麦。

三诊：诸恙少减，惟假寐不长。余谓：此症必得善自排解，寻山问水，不能专功于药饵也。［批］先祖治三年不寐，一用刀豆子，一系老妇而奉养过度者，因劝其临卧戒茶，盖老妇晚飧后必浓煎清茶，嗜之有年矣，后俱效。

制洋参　生地　决明　白芍　茯神　炙草　黄连　阿胶　半夏　橘红　鸡子黄　淮麦

虞山陆翁寓吴，延诊，自述向在军需局办事，得不寐症，五旬以外复发，靡药不尝，迄无一效，不得已养疴僧舍，卧室僻静，四无人声，目欲交睫，闻鼠声便醒，昼夜与友晤谈，亦无倦容。案云：操持烦劳，心营亏耗，虚火上升，夜不成寐，梦魂颠倒，脉象虚弦，乃水火不济之

---

① 买舟：雇船。

故。子舆氏①所谓求放心②，佛家所谓禅定，此金丹大药也。至于药饵，不外水升火降，俾失交者得交，但非旦夕所能取效者耳。洋参、生地、阿胶、龙齿、柏仁、白芍、鸡子黄、辰砂拌茯神、川连汤拌炒枣仁，六剂。转方天王补心丹，照《医灯续焰》加酒炒川连，每晚服三钱，淡盐汤下。另以鲜白花百合［批］白花百合出于皖江，江宅者味甘性平，老年肺虚最宜去心，煮，代点服，至半月而得睡安然。因买舟来省，以手植盆兰并虞山泥见赠。问余曰：百合乃果品耳，本草亦未载治不寐，今用之何奏效如是？余笑答曰：医者意也。野百合相传蚓化，《本经逢原》③载之，又缪松心④先生载之甚详，其形如心，层层包裹，摄心阳于肾，如鼓应桴，此坎离交媾⑤之义。心不合则不寐，得此形如心者以合之，是或一道也。［批］野百合非栽种者，乃野百合之偶然，非尽蚓化也，出于易美山中。黄省斋说。

肝　火

菊花亭耷延诊。案云：诸风掉眩属肝，诸暴强直属风⑥。据述每厥自觉一缕热气上冲，则昏眩不知，醒后目

---

① 子舆氏：即孟子，名轲，字子舆。

② 求放心：出自《孟子·告子上》："学问之道无他，求其放心而已矣。"

③ 本经逢原：药学著作，清代张璐著，四卷，载药700余种。

④ 缪松心：即缪遵义，清代医家，字方彦，号松心居士，著有《温热朗照》《松心笔记》等。

⑤ 媾：原作"构"，据黄寿南抄本改。

⑥ 诸风掉眩……强直属风：语本《素问·至真要大论》。

胞紫点，今春至夏仅发两次，为时较浅，脉形弦细。阴亏于下，肝火上升，经所谓肝盛则气逆而血菀于上①也。叶氏人参固本丸加牛膝、龟版、胡连、白芍、牡蛎、人中白、苓。

喘

唐廉访［批］名仲冕，号陶山，累官陕西布政司延诊。案云：咳出于肺，喘出于肾，金水两亏之体，加以痰哮夙恙，病发气急，不能偃卧，近更频发，服葶苈泻肺等汤，屡不应效，肌肉化痰，命门骨节疼，肾水日亏，肺金日燥。考昔贤成法，不越脾肺肾三经并治，病发泻肺，以治其标，平时金水同源，以治其本，无希速效，久服不辍，自可见功。

煎方：沙参、甜杏仁、半夏、熟地、桑皮、橘红、杜仲、蛤②壳、茯苓。

膏方：人参、熟地、坎炁、牡蛎、阿胶、麦冬、五味子、蛤蚧、胡桃肉、半夏，放胖海参、官燕（去毛），炼熟白蜜熬膏。

某，肾虚哮喘经久，百药不效，气不化水，终无济于阴也。金匮肾气丸加减。

---

① 肝盛……血菀（yù 玉）于上：语本《素问·生气通天论》。"盛"字原脱，据《素问·生气通天论》补。菀，通"郁"，郁结。

② 蛤：原作"枳"，据黄寿南抄本改。

肺痈

甫桥杨延诊。咽痛，发热恶寒，咳嗽，咯血腥臭，右胁痛，肺痈垂成，脉一息七八至，右寸更甚，夜不能卧，其势极重，防其喘塞。[批] 肺痈症，觉胸口以上痛而咳痰有腥味者即是，须速治。若痰吐如赤米粥者不治，十有九死，余目见两三人，无一生者。

枇杷叶　羚羊角　全瓜蒌　桃仁　土贝　牛蒡　苡米　生草　杏仁　桔翘　芦根　菩提根①

肺痿

盛泽沈延诊。忧思郁结，心火烁肺，咳呛失音半载，屡经失血，咽痛声嘶，肌瘦吐沫，脉形细数，肺痿成怯之象。稽昔贤成法，药不外纯甘壮水，补阴以配阳，则刚为柔制，虚火自降矣。

阿胶　熟地　元参　川贝　甜杏仁　桔梗　猪膏刮薄如纸

肺胀

忆予昔年患气急痰喘，昼夜不能着枕。历更医治，或主肺有痰火，药投清肺化痰，或主金水两亏，药进补纳，愈治愈剧，势已濒危。敦请澹翁诊视，曰：此肺胀也。书麻杏石甘汤，一剂而喘定，再剂而若失，至今犹感盛德

---

① 菩提根：佛家称贝叶棕的种子为"菩提根"。

云。侄董爽亭识。

喘

淏川陈延诊，烦劳过度，阴阳两亏，肾少摄纳，肺失肃降，行动喘急，复因悲哀忧郁，心肝受伤，嘈杂气升，中下两虚，冬至伊迩，防其虚脱。[批] 咸丰九年正月极寒，刘玉山之仆亦因虚体感寒发喘，误投小青龙而加剧，几至危殆矣。即用大纳峻补之剂而气平，月余始安。

熟地　牡蛎　制附　五味　麦冬　山药　杞子　枣仁杜仲　人参　茯苓　半夏　白术　洋铅　坎炁

痹

泰来栈张延诊。案云：久居南方卑湿之地，复受火酒熏灼，据述八年前曾服五毒药酒，大吐发疮，今左臂连指麻痛，湿热流走，往来无定。须戒火酒，药议清热养血，生地、萆薢、秦艽、土茯苓、陈皮、左缠藤、天花粉、米仁、丹皮，八剂而麻痛渐减，调治两月而痊。

白虎历节

嘉定吴明府之媳，患痛痹月余，延诊。案云：风湿痹阻于络，昼轻夜剧，痛如虫啮，症属白虎历节，许学士论之详矣。经云：湿热不攘，大筋软短，小筋弛长，软短为拘，弛长为痿①。前服诸药，如乳香、没药等，俱罔效。

---

① 湿热不攘……弛长为痿：语本《素问·生气通天论》。

仿桂枝白虎汤去甘、米，加生地、秦艽、虎骨、络石藤、茯苓、杜仲、川柏、萆薢、木瓜、桑枝，四剂而痛大定，为留三日，定接服煎方及丸方。两月后贻书来谢，稔①已霍然。

渎川徐延诊。案云：湿热阻于肝肾，腰痛，左偏高突，发于肾俞穴，行步伛偻，脉濡数。上年三疟八月，三阴并亏，恐其偏废，大补阴丸加杜仲、归身、金毛脊、陈皮、苓、萆薢、桑枝，接服虎潜丸。

痿

五泾庙衔缎庄沈延诊。案云：痢久脾伤，肾阴复耗，足膝酸软，形瘦无寐，脉细软怕痿。补中益气汤去柴，加芍、熟地、鹿胶、山药、茯神。

腰　痛

吴邑万明府，延诊其戚。案云：病伤元气，奇脉亏损，腰痛如折，不能转舒，腹膨便泄。宜温补脾肾，仿斑龙丸法加减，鹿角霜、於术、熟地、补骨脂、茯神、归身、白芍、山药，外治用摩腰丸 [批] 鹿角胶霜、菟丝、柏仁、熟地，一加骨脂、乌、附、南、朱、雄、樟，摩腰丸。又方：鹿茸、苁蓉、阳起石、附子、耆、归、枣仁、辰砂，数日痛止。

---

① 稔（rěn 忍）：熟悉。

疝

上海道宪①李，折柬招诊其兄。案云：湿热阻于肝脾，劳倦伤其中气，浮肿气喘，偏坠作痛，几几升塞欲厥，症类厥疝。顷诊脉形，弦细带数，纳谷善胀，年近六旬，又值大节，恐其厥逆踵至。仿石顽②法，疝发厥阴，内藏龙火，不得稍涉辛温，如乌头、肉桂、小茴之类。用金铃子散合化肝煎去丹、芍，加冬术、橘核、左金丸、柴胡、茯苓，两剂而痛缓胀宽，从此加减出入，又服三剂，气逆顿平。

失 血

十庙前张延诊。案云：嗜饮伤胃，先经寒热，未曾畅达，痰火迷蒙，神识不慧，继吐瘀血极多，并不咳嗽，面色萎黄。议和养化瘀。 [批] 失血症咳嗽必死，不论多少，喉中有窍，则咳血杀人。

茵陈　丹皮　川连　川贝　参　三七　竹茹　沙参　茯神　川斛　丹参　陈③　栀　藕

天宝楼叶患咯血，延诊。案云：血色瘀紫，惊惕少寐，神魂颠倒，如有物蒙首。肝主血，肝不藏魂，血随气升。仿许学士法，真珠母 [批] 真珠母即石决明丸去归、沉，

---

① 道宪：对道员的尊称。

② 石顽：即张璐，清代医家，字路玉，号石顽老人，长洲（今江苏苏州）人，著有《张氏医通》《千金方衍义》等。

③ 陈：此下疑有脱字。

加麦冬、阿胶、陈皮，两剂而血稍定，神清得寐，渐次调理而愈。

王梦楼太守①，余于汪心农先生处快晤，挥尘清谈，每多妙悟。一日，折柬相招，为其庖丁诊视，狂吐失血，倾盆如注。余谓：少阴不足，阳明有余，血热妄行，势如潮涌，防冒，非釜底抽薪不可。太守曰：此人烹饪颇佳，随从有年，倘得妙手回春，不独渠感再造，即予亦可以加餐饭矣。因定拔萃犀角地黄汤大剂与服，遂得势缓。

再诊：以玉女煎加沙参、骨皮、人中白、藕，其疾顿平。余适倩友绘修道图成，浼②太守题署［批］太守题曰：勤开天门，紧闭地户，久而行之，是真道路，又承以楹贴见赠。

泰来栈吴延诊。案云：治诸畜血症，昔贤皆以行血破瘀之剂，折其锐气，而后区别治之。兹脘痛，大便秘，曾咯瘀紫，此瘀血涸阻，络伤气逆，地道不通也。桃仁、生军、元明粉、归身、芍、牛膝、生草。［批］即桃仁承气汤，元明粉代朴硝，用甘草调胃意也。腑通后，去瘀甚多，脘痛渐减，再投和络清瘀之剂而霍然。［批］此内伤症由脱血而气无所附，所谓无阳不生，无阴不长，故独建扶阳以育阴之意。

城西红花栈某延诊。案云：负重伤络，失血两次，上下交征，倾盆而下，色皆紫黑，继且浮肿，肢腹胀大，宿痞日坚，动则气急便溏，脉细软，重按芤空，既恐胀势日增，又防复发致脱。仿附子理中汤法，扶阳则脾旺，脾旺

---

① 守：原作"史"，据黄寿南抄本及文义改。太守，清代对知府之称。
② 浼（měi 每）：请托。

则血自归经矣。附子理中汤加茯苓、陈皮、乌梅、归身。三剂血止，肿亦消减。［批］按失血后加以肿胀便溏，是火衰不能生土之征，而脾脏统血，脾衰失统摄之权，故建理中汤而愈。下工遇此，必进滋阴重剂，脾气日败，直速之死耳。

钮家巷唐延诊。案云：病后狂吐，络脉空虚，水亏木无以养，稍有拂意，肝火上乘，血即上溢，寒凉滋腻，徒伤胃口。治宜益水之源，潜阳之僭，当此春升，加意调养为嘱。

熟地　阿胶　龟版　沙参　丹皮　洋铅　秋石　白芍　牡蛎

某，咳血，形瘦，音哑，肺虚防喘。仿钱仲阳①法，补肺阿胶散。

朱家园陈延诊。肝郁胸痞，口渴溺赤，脉弦数，左目流血。幸犹暴病，尚堪图治，宗经旨木郁达之。

左金丸　丹　柴　泽　郁　旋覆　沙苑子　钩藤

北濠吴延诊。案云：失血一症，头绪繁多，兹咯血过多，营分固虚，气分尤弱，血脱益气，古圣之成法也。兹诊神倦，脉虚，汗多，势恐晕脱，切勿乱药。官拣参二钱，浓煎，加真橘红盐水炙五分、人中白一钱，泡汤冲，服后倦怠稍振，眠食渐安。

再诊：以归脾丸去木香、龙眼，加天冬、阿胶、龙齿、龟版、熟地、白芍、五味子，作丸服。

---

① 钱仲阳：即钱乙，宋代医家，字仲阳，浙江钱塘（今浙江杭州）人，著有《小儿药证直诀》。

采莲巷袁延诊。操劳又兼努力，络伤失血，心脾既弱，肺分复伤。兹交冬令潜藏，咳呛，血多瘀紫，脉细数，势恐春升复发，有喘逆不寐之虑。议荣养心脾，兼顾肺阴。

熟地　洋参　麦冬　牡蛎　海石　杏仁　贝母　丹皮　茯神　桑皮　橘　白藕

某，阴络伤，血从下溢。黑归脾汤去芪、远、归、龙眼，加丹、麦、芍、地榆、牛角鳃、黄明胶。

血　淋

盛泽绸庄金，患血淋，遍服渗利药，罔效，延诊。脉弦而数，阴囊湿痒，小水不爽，茎疼。予谓：此肝胆郁热，瘀血阻于溺管也。案云：肝郁则木失条达，其脉络于阴器，致溲血而茎疼。胆虚则谋虑不决，故口苦。用苦味以泻其湿热，非龙胆泻肝不可。照方去归、通，加川连、萆薢、血珀、茅根，服后痛减，下血块甚多，小溲亦畅，转方以养阴清热收功。

尿　血

湘城张延诊。痛为血淋属火盛，不痛为尿血属虚。今诊得脾肾两亏，清气下陷，二便不调，尿血屡发，肾开窍于二阴也。八珍汤去芍、芎、归，加药、泽、升、龟版。

松陵沈，年逾四旬，溺血精滑，俱成鲜血。淡渗止涩，服之屡矣，而病益甚。延诊，案云：五脏之精，悉归于肾，湿热下注，则升降阻而清浊淆，此操劳所伤，心肾失交也。仿东垣法，补中益气汤加熟地、枣仁、白芍、茯神、川柏、泽泻、丹皮，三剂而痛减半，八剂而精血俱止。

黄　疸

古市巷蒋延诊。遍体发黄，腹膨而硬，溲如豆汁，寒热无汗。黄疸重症，在里之湿宜渗利，而半表半里之邪又宜和解。仿柴胡茵陈五苓散，去术，加大腹皮、淡豆豉、枳壳、连翘。

余母向患疸症，身面眼目俱黄。屡服清理湿热药，罔应。乃延澹安伯诊治，谓余曰：此非煎剂所能奏功，《金匮》治黄疸诸方，惟猪膏发煎用之累效矣。并嘱云：此膏初服易吐，宜渐加增，早晚服一调羹。如法熬就，服未半料而黄退身康，至今犹感佩大德。侄卧云识。

女劳疸

某，身黄额黑，女劳疸也，近更气短声沉，其势甚剧，用朱南阳法，加妇人月经布，和血烧灰，酒调方寸匕，冲药同服，日再进，三剂而瘥。

某，身冷，脉沈细，小溲清白。此阴黄重症也，犹以阳疸法治之，宜其不效矣。用茵陈附子干姜汤，四剂身渐温，脉渐起，去茵陈再服。［批］《宝鉴》①：制附、干姜、茵

① 宝鉴：即《卫生宝鉴》。元代罗天益撰，综合性医书，二十四卷，补遗一卷。

陈、草蔻、术、枳实、半、苓、陈、生姜，凉服。

胆 疸

乍浦钱，体伟面赤，口苦，食沙糖而不甜。余诊之，舌上半截光红无苔，下半截薄黄。曰：此胆瘅①也，得无操劳过度，心营枯耗，数谋虑而不决所致耶？其人首肯，曰：然。但医更数四，药饵备尝，一年于兹矣，病如故。案云：胆象木而旺于春，肝之腑也，气盛为有余，实则宜泻，气不足上溢而口苦，呕苦汁，心下澹澹②，如人将捕之，喉中吤吤③，数唾，为胆虚，虚则宜补。《素问》治之以胆募俞，经曰口苦取阳陵泉④，别无他治。惟《医说续编》⑤载罗谦甫治焦秀才，用龙胆泻肝汤而痊。但尊恙乃虚中郁热，与此不同。因仿十味温胆汤法加减，人参、熟地、茯神、炙草、决明、竹茹、白芍、陈皮、枣仁，用川连三分泡汤，拌炒研。其人曰：贱恙自求治以来，病原治法从未闻此等议论，谨遵教，当养疴僧舍。而别月余，贻书来谢云，归服此方十余剂，舌上半光红色淡，稍有薄苔，口苦亦渐减矣。

心太平轩医案

五一

---

① 瘅：原作"痹"，据黄寿南抄本改。
② 澹澹：悸动不安貌。
③ 吤（jiè 借）吤：喉中哽塞发出的声音。
④ 口苦取阳陵泉：语本《素问·奇病论》。
⑤ 医说续编：明代周恭据宋代张杲《医说》增补而成，十八卷，今有明隆庆曹灼刻本。

头 痛

某，头为清阳，肝为风木之藏，肝邪上乘则痛，痛甚则呕。

桂枝　吴萸　荆芥　竹茹　黄菊炭　陈皮　半夏　钩藤　谷芽　细芽茶

松江孔郡尊，引疾寓吴，延诊。案云：经曰上气不足，脑为之不满，头为之苦倾①。今诊脉体，心肝两部虚弦，余部虚软，平时案牍劳神，匪伊朝夕。兹仿八珍汤去芎、归、苓、草，加牡蛎、丹皮、钩藤、霞天曲、稽豆衣，数剂后，接服丸方。

鼻

某，肺不和，鼻不闻香臭；胃不和，食不知味②。[批]肺胃虚症。四君子汤去茯苓，加贝母、生黄芪、升麻、川柏、柴胡、麦冬。

脑 漏

上洋张孝廉寓吴，延诊。案云：经曰胆移热于脑，则为辛颏鼻渊③。鼻渊者，足太阳与阳明之脉盛也。又云：

---

① 上气不足……苦倾：语本《灵枢·口问》。
② 肺不和……食不知味：语本《灵枢·脉度》。
③ 胆移热……辛颏鼻渊：语本《素问·气厥论》。

心气和，鼻知臭香①。又《素问》云：心病则肺为之不利②。细推尊恙，虽非鼻渊，而治可以旁通，症宜互证。据述从前两鼻俱塞，不知香臭，浊涕时流，肺窍之塞可知。今针后两窍俱通，肺邪稍泄矣。其卧后仍塞者，肺气闭也；坐而通者，肺气降也；两足浮肿者，肺失治节也。[批] 肺失治节，足跗肿，宜开肺，所谓下病治上也。总之，心肝胆之火俱乘肺位而清窍为蒙，故阴雨晦湿尤甚。治宜清心肝胆之火，则肺气清肃，肺清肃则香臭自知矣。就鄙见参合经旨，以为如此。防风通圣散去山栀、大黄，加川连。

喉 痹

查小山比部③，寓来凤桥，其媳患喉症甚急，专科不肯立方。余曰：此风火喉痹，势如燎原，非用麻黄开提不及矣。仿华盖散 [批] 麻黄、苏子、杏仁、桑皮、赤苓、陈皮、炙草、姜、枣加减治之，服之势大定，渐次调治而愈。

劳

桐乡顾，久咳失音，喉肿蒂坠，内热，旧有肛漏，近增遗泄，脉形细数，面色㿠白。捡阅前方，始则肺气过于开泄，继而甘温补纳，病势有增无减，三阴亏损，喉痹垂成矣。大节重重，何恃而不恐？考昔贤治法，不越纯甘至静之味，壮水以制阳光，但恐鞭长莫及耳。生地、沙参、

---

① 心气和……臭香：语本《灵枢·脉度》。
② 心病则肺为之不利：语本《素问·五脏别论》。
③ 比部：明清对刑部及其司官的尊称。

贝母、元参、骨皮、甜杏仁、麦冬、桑皮、阿胶、人中白、生甘草、鸡子清、淡菜，别用猪肤汤，服二十日。

喉痹

城西红花栈李延诊。案云：向嗜火酒，痰火素郁，失血频频，犹不肯戒饮。今喉关红，上腭腐，喉痹重症，当与专科商之。

犀角　细地　土贝　连翘　杷叶　花粉　麦冬　元参　桔梗　人中黄　茅根肉

太仓蒋州尊令弟，患喉痹，专函招往诊视。案云：足少阴之脉挟咽，连舌本，少阴下亏，则浮游之火上行，或为肿痛，或为蒂坠，甚则为喉痹，皆缘少壮不能节养，复嗜火酒，伤及少阴肾水，失于上供，故脉形细数，而咽嗌时痛也。所幸戒酒节欲，犹可亡羊补牢。治宜壮水潜阳，以为固本之计，固本则浮焰熄矣。更当屏除一切，借禅悦①以养疴，佐以药饵维持，久自有效。参、熟地、龟版、麦冬、天冬、生地、元参心、山药、牛膝、阿胶、女贞、杞子、茯苓，研末，又用蜜②刺海参四两，放胖洗净，熬膏收老，代蜜为丸，每服五钱，开水送下，调理半载而收功。

---

① 禅悦：佛教语，谓入于禅定而使心神愉悦。
② 蜜：同"密"。

失　明

某，肝经郁，目晄晄①无所见。

生地　菊炭　川连　川斛　沙苑　羚羊角　郁金　柏仁　丹皮　山栀　麦冬　夏枯头

黎里王延诊。案云：肝肾阴亏，先天不足，左目素患内障，去冬至今，复经三疟，右目散光，有如云雾，时有黑圈，脉细软无力。经曰：目得血而能视②。眼光模糊，总由木失水涵之故，必得培养本元，调适性情，三冬养足，开春方无损明之虑。生脉散加熟地、茯神、龟版、牛膝、菊炭、巴戟、沙苑、山药，别服千金磁朱丸半月。

耳　聋

某，肝阳上潜，耳鸣，因惊忽聋，肝肾同治。

熟地　龟版　蛎　芍　磁石　牛膝　枣仁　茯神　丹皮　钩藤

施蒙泉大令③ ［批］名源，先君之师，旋里设帐④，从游者甚众。一日忽觉耳内闭塞，未几两耳重听。屡服补纳镇坠之剂，罔效。曰：贱恙以劳心太过，心肾交亏，群议用苁蓉、熟地、磁石、朱砂之类。按之方书，核之病情，俱合，乃屡服而丝毫无补于聋，其故何也？予诊毕，谓大令

---

① 晄（huāng 慌）晄：目不明貌。
② 目得血而能视：语本《素问·五脏生成》。
③ 大令：明清时对知县的尊称。
④ 设帐：设馆教学。典出《后汉书·马融传》。

曰：经云肾开窍于耳，心亦寄窍于耳，治聋之法，原不出心肾两经。顷诊，心肾两部之脉虽虚，而肝部独见弦数，木郁失宣，又加五志之火助之，宜其闭甚而一无所闻也。大令见予书病案，首肯曰：近有拂意之事，又无从宣泄，故病日甚。予因仿木郁达之之法，用生地、黄连、水炒柴胡、竹茹、青皮、丹皮、山栀，加青黛少许，四五剂而闭通。

头　汗

李馥堂太史① ［批］名逢辰，后官四川观察，向以头汗不止就诊。予曰：此气虚表弱，俗称蒸笼头，虽隆冬亦如是，玉屏风散与尊恙正的对。照方加浮麦、红枣，令服二十剂而汗渐收。

盗　汗

荡口徐，患盗汗，就诊。案云：心营亏耗，寐则多汗，汗为心之液，阳越者阴自亏矣。

洋参　熟地　枣仁　牡蛎　麦冬　白芍　阿胶　丹皮
淮麦　茯神

膏　淋

枫镇高翁案，有忧郁心脾两伤，先经尿血，痛如刀刺，继下膏淋，腰痛如折，延诊。见其面色憔悴，形神困

---

① 太史：明清时修史事归翰林院，因称翰林学士为太史。

乏。时其内戚亦知医，欲用凉血清热之药。予曰：老年病此，羸弱已极，急进扶元，尚恐旦晚延脱。定八珍汤去芎、芍、苓、术，加鹿胶、龟版、泽泻、杜仲、丹皮、阿胶，八剂而渐有起色，大剂膏丸半载而瘥。

淋 浊

王江泾陶延诊。案云：脾虚湿郁，肾虚挟热，而成淋浊之症，通之则小便不禁，涩之则艰涩作痛，杂治无功，病已经久，近更茎痛作胀。此太阳不开，少阴不合，源清流洁，乃治本之图，用药当如此旨。首乌、洋参、川柏、草梢、於术、建莲、益智、大生地、苦参、白螺蛳壳、猪脊髓、干荷蒂，八剂后转方。茎痛渐缓，淋浊未止，阴虚不能骤复，当静以守之，幸毋欲速也。再诊，照前方去益智、洋参、草梢，加麦冬、阿胶，后以大料①清补摄纳丸剂收功。

沙石淋

娄门蒋延诊。案云：湿热下注，由血淋而为沙石，痛胀欲晕，近增内热口苦，议清热渗湿。

犀角　制洋参　知母　鳖甲　茅根　冬术　青蒿　黄芩　黄柏

某，患遗精。

熟地　龟版　洋参　山药　山萸　芡实　牡蛎　茯神

---

① 料：原作"科"，据黄寿南抄本改。

线鱼胶　杜仲　桑螵蛸　鸡肠

交　肠

某，清浊不分，阴阳气乱交肠，症已一年矣。猪苓汤加党参、生草梢。

强　中

寓南淮何，持原病索方。案云：茎长兴盛，不交而精自出，强中之症，属之肾热，仿《千金》法，猪肾荠尼①汤。

癃　闭

金闾许少妇，病癃闭，势极垂②危，昏暮延诊，并云八正散渗利诸剂服之不应。予令服滋肾丸三钱，两服小水大通，病立已。或问其效之速，予曰：无阴则阳无以化，古人用此者屡③矣。[批]顾春生治耕三夫人，产后恶露不行一日矣，大小便闭，恶露上冲胃脘，将厥危甚。用肉桂、厚朴、失笑散、香附、归身，一时许即大通，先下水泻极多，然后恶露大行，母子俱安。因夏间过服生冷，又气郁所致。

白茆新市钱延诊。案云：酒湿素盛，膀胱气痹，小溲点滴，淋沥作痛，老年病癃，治颇费手。五苓散去术，加川朴、二陈，别作滋肾丸。再诊，仿东垣法以升举之，补

----

① 荠尼：荠苨。
② 垂：原作"乘"，据黄寿南抄本改。
③ 者：原脱，据黄寿南抄本补。

中益气汤加白①芍，小水顿通。

便　闭

某，肝郁火升，心嘈，便难，脏燥，入夜气逆。

青皮　麦冬　知母　贝母　丹皮　生地　白芍　麻仁
牛膝　石决明

来凤桥查太夫人延诊。经云：北方黑色，入通于肾，开窍于二阴②。又曰：肾苦燥，急食辛以润之③。兹诊脉虚软，不耐重按，皆由阴亏于下，津液枯槁，以致大便艰阻。际此冬令收藏，急当培养，以为来春生发之地。议补水润肠养血一法，固本汤加洋参、苁蓉、柏仁、麻仁、龟版、牛膝、茯神、青盐。〔批〕叶氏固本汤宋人见《直指》④，参、二冬、二地。

总戎⑤武公，之任粤东，道出吴门，折柬招诊。其侄年方壮盛，以阳刚之体而得脏燥之症，每一如厕，艰苦异常。曾服补中益气，罔效。或进半硫丸，更不适。自用生军煎汤，得通，数日后仍如故。余谓：当以肠痹法治之。案云：肺与大肠为表里，大肠之燥，由于上焦积热，肺失清肃而气不化，以故咽嗌常干欲饮。今欲润肠，必先清肺热。煎方用四顺清凉饮〔批〕清凉饮：归、芍、草、大黄、薄荷。加紫苑、茸、麻仁、全蒌、郁李仁，暂服数剂。膏方

----

① 白：原脱，据黄寿南抄本补。
② 北方黑色……开窍于二阴：语本《素问·金匮真言论》。
③ 肾苦燥……润之：语本《素问·脏气法时论》。
④ 直指：即《仁斋直指方论》，宋代杨士瀛撰。
⑤ 总戎：清代对总兵之称。

则仿通幽汤，去升麻、熟地、红花，加首乌、麻仁、蒌仁、制军、麦冬、紫苑①、玉竹、竹沥、地骨皮等。年余贻书来，知此恙已霍然，以两鹿笼赠。

消

嘉定王孝廉寓吴，延诊。案云：多饮而渴不止为上消，溲便频而膏浊不禁为下消②。尊恙肝肾郁热，消渴多饮，中气不足，小溲浑浊，喜冷畏热，寐少，三载沉疴，三消症已居其二矣。玉女煎加洋参、茯神、贝母，晨服知柏八味丸。

虞山蒋少君延诊。案云：精关不固，近更膏淋下消。清心如珍珠丸，封固如金锁③丸，屡投不应。尊恙遗泄，已非一日，而下消尤宜急疗，盖膏浊之消由心火之甚于下也。心阳愈亢，肾阴愈耗，总因清气不升，浊气不降之故。今欲统两者而兼治，仿东垣法加减以升清降浊。

高丽参　冬术　牡蛎　升麻　大生地　首乌　麦冬
川柏　桑螵蛸　柴胡　山药　龟版

解㑊④

某，劳倦伤脾，湿热内阻，神倦色黄，嘈杂易饥，肌

---

① 紫苑：紫菀。
② 多饮而渴……为下消：语本《素问·金匮真言论》。
③ 锁：原作"销"，据黄寿南抄本改。
④ 解㑊：病名。出自《素问·平人气象论》："尺脉缓涩，谓之解㑊。"王冰注曰："缓为热中，涩为无血，热而无血，故解㑊，并不可名之然，寒不寒，热不热，弱不弱，壮不壮，㑊不可名，谓之解㑊也。"

肉消瘦，经所谓解㑊是也。

生冬术　川连　青蒿　茯苓　使君子　煨葛根　神曲
白芍　川斛　陈皮　炙甘草

消

某，肾虚溲数，议摄纳养阴。四物汤去芎、归，加党
参、覆盆子、桑螵蛸、沙参、芡实、阿胶、莲肉、首乌、
茯苓、牡蛎，晨服猪肚丸。［批］猪肚丸：连、粟米、麦冬、葛
根、茯神、知母。

经　闭

西沿塘吴延诊，案云：女科以调经为主，调经以理气
为先。今病由忧郁，经水不到，合之形神色脉，是闭非
枯，宜善排遣，否恐延为干血。四物汤去芎，加冬术、党
参、枣仁、香附、炙草、茯神，接服乌鸡丸。

肠　覃

丁家巷陆延诊。案云：经曰寒气客于肠外，与卫气相
搏，气不得荣，因有所系，癖而内着，恶气起，瘜①肉生，
始如鸡卵，成如怀子状②。今诊，按之则坚，推之则移，
月事以时下，腹胀不减，经所谓肠覃之症也。逍遥散去
草，加香附、泽兰、青皮、米仁、丹皮。

---

① 瘜：原作"熄"，据黄寿南抄本改。
② 寒气……成如怀子状：语本《灵枢·水胀》。

经 停

沈逸农夫人，来苏就诊。案云：脾虚肝郁，木乘土位，气上冲咽，已失左右升降之序，寒热，口苦呕恶，胃火未清，经停四月，血热瘀滞。先与升清降浊，泄肝和脾，徒补无益。

青皮　白芍　牡蛎　柏仁　麦冬　丹皮　生地　贝母
银柴胡　郁金　地骨皮　霍斛

血 郁

家春野寓吴，二令媛年已及笄，病发甚骤，昏夜延诊。案云：肝郁不舒，血凝气阻，少腹痛胀，有如束带，小溲不利，头面肢足浮肿，目胞紫斑，经行饮冷，膀胱失宣，肝络火郁，势恐厥逆。仿朱南阳法，加五灵脂、香附、赤芍、柴胡、青皮、泽兰、桃仁，一剂而痛减溲通。

倒 经

仓街蒋延诊。案云：肺胃郁热，鼻衄咯血，兼有天癸未行，势属倒经。犀角地黄汤去丹，加青蒿、黄芩、桑皮、地骨、川贝、杏仁、三七、郁金、茅根、藕，一剂而减，两剂而止。

胎 漏

五垣园郡尊如夫人延诊。案云：怀麟①七月，手太阴

---

① 怀麟：怀孕。麟，古时称他人之子为"麟儿"。

肺脉养胎。今因小劳，漏下绵绵，腰酸腹痛，势恐滑堕，议养营清热，佐以固护①胎元。冬术、牡蛎、砂仁、黄芩、生地、香附、阿胶、炙草、银苎，煎汤，服后腹痛稍缓，两剂大定。

申郡尊如夫人延诊。案云：妊将临月，胎漏下血频频，此由胎火素盛，湿热内郁，口干思饮，动则气短。议先清营热，佐以护胎。

苏梗　枳壳　砂仁壳　子芩②　生洋参　大腹皮　茯苓　陈皮　白芍　竹茹　川斛　藕汁　荷花露　苎

妊娠鼻衄

中张家巷陆延诊。妊娠五月，鼻衄不止，当此足太阴脾脉养胎之令，既防眩晕，又虑血去过多，胎无以养。犀角地黄汤去芍，加决明、麦冬、山栀、竹茹，两剂而衄血不来。

乳　漏

菊花亭苌延诊。妊已八月，手阳明大肠主之。顷诊，脉虚色㿠，乳汁漏下，禀赋薄弱，不能养胎，防坠。八珍汤去芎、芍、苓，加杜仲、砂仁、茯神、建莲、苎结。

---

① 护：原脱，据黄寿南抄本补。
② 芩：原作"苓"，据黄寿南抄本改。

血 崩

某，半产失调，经来不断，近更淋漓。此属血崩，兼有干呛骨蒸，色㿠怕怯。固本汤去麦冬，加乌贼骨、甜杏仁、银柴胡、茯神、白芍、丹皮、川贝。

产 后

桃花坞张延诊。案云：新产三朝，血去过多，陡然角弓反张，神识迷闷，所谓痉病也。服失笑散等药，罔效。势已危剧，姑仿举卿古拜散①［批］举卿古拜，反切荆芥二字，荆芥穗三钱，黄酒煎热，童便一杯冲服，一剂而神稍清，两剂而渐平。

吴邑尊朱少夫人新产，延诊。时有其戚知医，拟用温补。余谓：产后禁用寒凉，此成法也，然亦须参活看。案云：产未弥月，恶露不多，少腹作疼，舌白胸闷，细询产前曾发寒热，此温邪留恋未清，先宜清泄通瘀法。邑尊以余议病情为合。方书归身、丹皮、茯苓、泽兰、枳壳、子芩、丹参、香附、楂炭、吴萸，一剂腹痛缓，两剂恶露行，渐次调理而安。

金史巷李明府夫人延诊。案云：五载以前因产受伤，心脾气血两亏，经停不至，曾经腹胀，温补久服不应，脉形弦细，头晕心㤏，不受参、地腻补。静思其故，乃肝郁

---

① 举卿古拜散：即荆芥散。古时反切法用二字为一字注音，取上字之声，下字之韵，拼为一字之声，如"举卿"拼为"荆"，"古拜"拼为"芥"。

脾虚所致，仿心脾同治法，归脾汤去芪、术，加白芍、丹皮、川斛、柏仁、淮麦、谷芽。

崩　淋

曹家巷李延诊。多产之体，天癸当绝，而崩淋且多，头晕心宕，腰酸，脉象空弦，所谓崩中日久为白带，漏下多时骨髓枯[1]。制洋参、乌贼骨、杜仲、阿胶、牡蛎、山药、茯神、猪脊筋，另服十灰丸。

虚　劳

虞山归翁，为其令媛病虚怯延诊。医药既多，诸名公已言旋[2]矣。案云：经停一载，寒热盗汗，便溏腹痛，纳减，面色萎黄，脉形虚细，素嗜酸冷，肝脾两亏，咳嗽痰沫，肺肾复弱，怯损著矣，暑热秋燥，皆属险关。姑仿肺脾肾三经同治，四君子汤去苓，加熟地、山药、肉果、五味子、牡蛎、阿胶、茯神。

再诊：照前方用人参，去术、牡蛎、五味子，加白芍、木香、淮麦。时有劝其以朽骨坛中水入药煎服。余曰：《百一选方》[3]虽有此法，然非仁人之所用心。前人用河车尚有遗议，况久埋之魂魄，令其不安乎？服药后脾胃渐旺，咳嗽稍减，丸剂调理而安。

萧家巷蒋，为令媛弱症延诊。年甫及笄，潮热骨蒸，

---

① 崩中日久……骨髓枯：语见《频湖脉学·微·主病诗》。
② 言旋：说要归去，即病已不可治之意。
③ 百一选方：即《是斋百一选方》，宋代王璆撰，医方著作，二十卷。

胃气极弱，闻药气便呕恶，不能下咽。案云：形神色脉，虚怯颇著，虽有灵丹，胃关一部，从何飞渡？不得已改汤药为花露[批]《泰西水法》①言：彼国官局制药施治，皆法制药露，三年一换，恐久则气味失也。此服药法中偏师制胜，可谓奇治者也，制乌鸡露代茶饮，方用乌骨鸡一只，去净肠杂，生捣烂，外用生鳖甲、大生地、青蒿、阿胶、麦冬、女贞、洋参、炙芪、地骨皮、红枣、鲜稻叶、十大功劳、贝母、淮麦，共蒸如花露法，服之，两月而愈。[批]去杂乌鸡公者一只，用艾四两、青蒿四两，纳入鸡肚，加入童便和水，去鸡藏许②，煮熟去骨，捣入后药，四物、四君去草，鳖甲、丹皮、二母、芜、骨皮、姜、延胡、紫、芪、连、膝、熟地、香附制，并鸡末、酒、醋为丸，每五六十丸，温酒下，米饮下亦可。忌苋菜辛辣物。

西屠园顾延诊，少阴脉出然谷之后，足跟疼痛渐至，腰膝皆酸软，筋脉收引，肢足寒栗，头汗恶寒，白带淋漓，经事先期。久恐延损，拟培冲任，佐以温经，八珍汤去芎、术，加附子、牡蛎、山药、杜仲、秦艽、桑枝、乌贼骨。

肝　厥

北街吴延诊。案云：肝厥犯胃，八脉空虚，少腹痛胀，左偏为甚，小水痛涩，不饥不纳，面色枯悴，脉弦细。屡经发厥，正气不支，怕脱，大补阴丸加乌贼骨、白

---

① 泰西水法：西方水利著作，六卷，明万历间徐光启与传教士熊三拔合译。

② 许：犹言"等等"。

芍、石决明、丹皮、青皮、茯苓、沉香。

虚 损

丁家巷戴延诊。案云：病伤肝脾，八脉交亏，腰脊酸疼，天柱倒垂，背脊高突，经停带淋，体麻眩晕，纳减脉软，一损之象，治颇费手。四物汤去芎，加龟版、川柏、知母、牡蛎、茯神，四剂而麻晕稍减。

再诊：于前方加制洋参、猪脊髓。

晕 厥

宝城桥吴延诊。案云：肝郁脾虚，痛久入络，脘痛频发，大便如漆，舌黄呕恶，曾经晕厥，脉弦细，纳少。气营两亏，势恐晕厥复来，乌龙丸去车前子，加参须、吴萸、归身、白芍、川楝子、茯神，四剂而晕厥止。再从此方加减而脘痛亦定。

郁

娄门毕延诊。案云：悲哀挹郁①，潮热，经事先期，腹膨，足胫浮肿，此郁损肝脾也。逍遥散加地骨皮、生地、丹皮、郁金、陈皮，四剂而潮热减，腹膨稍松。

再诊：以化肝煎加减，调理而痊。

玉砚农尚书［批］尚书后为伊犁将军，殁于任所，赐文谥恭，

---

① 挹（yì 易）郁：挹，原作"抱"，据黄寿南抄本改。挹郁：抑郁。挹，通"抑"。《说文通训定声·坤部》："挹，假借为'抑'。"

讳麟，督学江南，时任满覆①命，因艰于一索②，致函府学蒲快亭，延予往澄江一诊。案云：清贵之脉，类多六阳或六阴③，今诊脉体清和，惟左心肾两部虚弦，右脾部濡弱，此向来心营亏耗，肾水不足。由皖城移节江苏，土地卑薄，易感潮湿，迥非西北高燥可比，下体常患湿疮，虽属搔痒可憎，然亦湿邪出路。谨呈暂服煎方，和脾胃以清湿热，接服丸方，七宝丹合聚精丸加减，盖心肾固宜交通，而脾经湿热亦宜渗利。一料后湿热既清，改丸为膏，以人参、於术、首乌、枣仁、远志炭、茯神、线鱼胶、鹿胎霞膏、龟版清水熬膏，临好加入二胶，以猪脊筋三十条漂净捣烂，同熬，加熟蜜收老，磁器④贮之，服之经久，精神康泰。明岁，珊儿入都朝考⑤，侍郎已往河南审案。又阅一年赐书来，稔已得子矣。[批]服之经久，精神康泰，桂子盈庭，堪为预卜。晚为大人留署二日，一以感宪台下问之诚，一以报儿辈栽培之德。刍荛⑥缕溈，伏维采纳为幸。昼日偕快亭登君山看潮，回署，清淡赐饮，甚欢而别。明岁，珊儿入都朝考，侍郎已往河南审案。又阅一年，赐书来，稔已得子矣。

---

① 覆：同"复"。《周易·乾卦·象》："终日乾乾，反复道也。"王弼注作"覆"。

② 艰于一索：艰于子嗣。《周易·说卦》："震，一索而得男，故谓之长男。"王弼注："索，求也，以乾坤为父母而求其子也。"

③ 清贵之脉……或六阴：《三家医案合刻》卷下："清贵之脉，类多六阳，次则六阴，是皆纯淳之象。"

④ 磁器：瓷器。磁，通"瓷"。《五杂俎·物部》："今俗语窑器谓之磁器者，盖河南磁州窑最多，故相沿名之。"

⑤ 朝考：清代新科进士取得出身后，由礼部奏请皇帝，再试于保和殿，称为"朝考"。

⑥ 刍荛（ráo 饶）：割草打柴的人。借指普通老百姓。

闽省臬宪苏至任，道经吴门，延诊。案云：肝肾两亏，督带交虚，脉左三部虚软，右寸关和平，尺部亦软，素体阳虚，右肾之元阳尤属不足，加以案牍劳神，以致中年尚未毓麟①。谨拟温煦填补一法，参入异类有情，常服煎方，人参、熟地、鹿茸、补骨脂、杞子、虎骨胶、巴戟、菟丝饼、杜仲、於术、枣仁、茯神，加猪脊筋一条漂净，煎。接服膏方，照前方加柴胡、桃肉、归身、河车、青盐、羊腰子、海狗肾，仍以猪脊筋三十条漂净捣烂，熟蜜收老，磁瓶收贮，每日早晚各一调羹。未配膏，先服棉花子丸［批］棉花子丸即毓麟丸，木棉子、大熟地、枸杞、线胶、沙苑子、骨脂、柏子仁、当归、生牛膝、生杜仲粉、楮实子、云苓、川草薢、麦冬、五味二十日。并命诊如夫人，据述怀妊，易于小产，因书调经种子丸方，令其常服，此乾坤合造之意也。年余书来，稔已获麟矣。［批］案：臬宪后为粤西中丞，名苏城额。其兄名琦成额，为东抚。道光九年，先叔父师竹公礼部试下第②后，报捐③知县，分发粤西中丞。阅履历后，即首询大父名讳，并将前数年因缘畅叙，一见倾心，于一月中即欲委任马平篆事④，讵⑤叔父以身车长途劬瘁⑥，竟一病不起，其时叔母暨亡，二弟妹辈皆同往旅次，欲归不得。幸中丞与俞苕琴太守倡捐，得以返里安葬。

---

① 毓麟：谓得男孩。麟，麒麟，古时用于赞美别人的男孩。唐代杜甫《徐卿二子歌》诗："君不见徐卿二子生奇绝，感应吉梦相追随，孔子释氏亲抱送，并是天上麒麟儿。"

② 下第：落榜。

③ 报捐：通过纳捐报请取得某种官职。

④ 篆事：掌印管事。篆，官印。

⑤ 讵：不料。

⑥ 劬（qú 渠）瘁：过于劳累。

大父之泽弥远哉。

虚　损

陶郡尊延诊其侄少君。案云：脾肾两虚，肝经素郁，脘痛，面色㿠白，脉形虚软。屡服疏泄之剂，罔效。予用参归大剂补纳，人参服至一两余，始安。土旺又发，以乌梅丸二钱，参一钱，煎汤服下而定。又其令叔亦患肝邪横逆，少腹疠痛，收到前阴，脉形弦数，色㿠肢冷。屡进温通，不效。［批］肝火旺者不能进温通温补，须清滋柔泻，或稍佐酸敛，皆得。予诊曰：痛久中虚，俞①攻俞剧，势恐痛厥，法当大补。观张介宾、薛立斋、李士材诸前辈之论，觉痛无补法非确论也。书十全大补汤去芎、芪，加吴萸、泽泻、附子，五剂而势大定。［批］拒按属实，喜按为虚。

丁家巷吴延诊。烦劳之体，肝郁气痰交阻，胸痞目黄，嗳气咽干，脉细数。脾宜升而健，胃宜降而和，明升降之法，可与论治。旋覆代赭汤去参、草、姜、枣，加郁金、左金丸、竹茹、海石、贝母、橘红。

虚　怯

网思巷瞿延诊。胃之大络名虚里，贯膈络肺，出于左乳下，应衣而动，宗气泄也②，此虚怯之渐。今诊尊恙，其动犹微，惟木横土衰，心中嘈杂，诸法并投不应，乃肝郁

---

① 俞（yù 玉）：通“愈”。越发，更加。
② 胃之大络……宗气泄也：语本《素问·平人气象论》。

而心脾并弱也。且仿苦辛酸法安胃，乌梅丸二钱，人参汤送下。

紫云疯

何兰汀大令，福州府人，珊儿辛酉荐卷房师①，任赣榆时致函为其令嗣②索方。予疏方并以书答之：令嗣之恙，乃紫云疯之象。营阴既亏，血热生风，手指已渐拘挛，久恐难以调治，当延专科商之。覆函来嘱请李鹤皋，不果，往代购水点药寄去。后年余，大令因公来省，道谢云：自服药调治以来，日渐向愈，近已抱孙矣。

膏方：赤白首乌三觔③，切片，泔水浸，同黑豆煮汁，和首乌九蒸九晒，大生地四两，捣烂同煎，加豨莶膏、桑枝膏收老，每开水化服一调羹。

丸方：以豨莶、蜜酒拌蒸，入黑芝麻，净研，饭上蒸，阴干，共黑豆、首乌末，水泛丸，每服五钱。

痫

玉峰钱，因屡困场屋，悒郁无聊，陡然发痫，延诊。案云：情性拘迂，怀抱郁结，以致痰火蒙蔽，语言错杂，脉形弦细，盖由肝失其条达，胆失其决断耳。仿许学士

---

① 荐卷房师：明清乡试、会试时协助主考官阅卷的同考官。科举考试分房阅卷，应试者的试卷须经本房同考官批阅并举荐给主考官，方可能取中，因称"荐卷房师"。

② 令嗣（sì 四）：对他人之子的敬称。

③ 觔：同"斤"。《字汇·角部》："觔，今俗多作'斤'。"

法，时伊戚亦知医，议用虎睛丸［批］虎睛丸：虎睛、犀角、远志、大黄、黑栀，予曰：西方白虎，金也，功能定魄；东方苍龙，木也，力能安魂。此症魂不安乎，抑魄不定乎？熟思之自明矣。况此方主潮搐痰痫，于所现之症未合。真珠母丸去归、沉，加羚羊角、菖蒲、橘红、竹沥，十剂而神稍清。转方加减作丸，服至两月而安，起居如故。

李复轩偕佩珊夫人寓居吴门，延诊其令媛。案云：七情内郁，肝胆火升，清晨烦躁，口干苦，痰蒙清窍，语言无次，脉形弦细，乃谋虑不决，心营肝阴并亏，虚阳得以乘扰也。胡连、牡蛎、生地、麦冬、白芍、牛膝、丹皮、麻仁、茯神、姜汁冲竹沥，数剂后痰火渐降，接服丸方，语言有次，神识亦慧。

狂

枫泾王少君来吴，泊舟延诊，两人扶掖，方能诊脉。案云：痰火内闭，神志昏乱，狂扰语言，不避亲疏，经所谓阳厥怒狂①是也，当清肝胆之痰热，佐以金制木之法。川连、生地、蛎、竺黄、竹沥、鲜菖蒲汁、龙齿、宋夏、茯神、胆星、橘红，以铁落粉五钱煎代水，去渣，服四五剂，晨服礞石滚痰丸［批］滚痰丸礞石极难治，最好自制，若店铺者宜少用，照《医灯续焰》方，每服一钱五分。返棹，调治月余，再来神志顿清，恂恂②如也，问以前事，茫不记忆。

① 阳厥怒狂：《素问·病能论》："有病怒狂者，此病安生……生于阳也……阳气者，因暴折而难决，故善怒也，病名曰阳厥。"

② 恂（xún 询）恂：谦恭貌。

天库前金延诊。案云：恚怒伤肝，痰阻清窍，癫痫多语，能食而瘦，仿重镇以摧抑肝邪法。古人云夺其食则已[1]，厚味重浊之物亦宜禁止。生铁落饮 [批] 生铁落：石膏、龙齿、元参、秦艽、防风、苓去防风、秦艽，加羚羊、元参，另服白金丸一钱，用竹沥姜汁送下。

痫

汪竹君 [批] 名元爵，太仓人舍人令弟，年才七龄，就诊。神明不慧，言语不清，溲便不知，手舞足蹈，脉弦细，虎口纹紫已透两[2]关，痰火肝风煽动，癫痫之症也。询由胎中受惊，因告其家人曰：此等症即目下少瘥，将来恐其不寿。真珠母丸去参、归、沉，加决明、菖蒲、远志、胆星、胡连、川贝、橘红。

咳 血

某，络伤失血频发，脾虚下利未净，胸痞腹痛。先治其脾，四君子汤去参，加木香、白芍、川贝母、橘红、壳芽、藕节。

胁 痛

石湖王就诊。案云：努力络伤气痹，右胁痛胀，不能着枕，呼吸不利，脉弦涩。必有瘀血凝阻胸[3]膈，用瓜蒌

---

① 夺其食则已：语出《素问·病能论》。
② 两：原作"百"，据黄寿南抄本改。
③ 胸：原作"怕"，据文义改。

薤白白酒汤合猩绛、旋覆，加郁金、桃仁、丹参、紫降汁、薤汁，另服清宁丸，四剂而大便下瘀黑血，胁痛顿止。

疝

娄门陆明经延诊。其太夫人痰喘症，其令嗣方三周，病疝气攻痛，顺便一诊。问其病因，先患胎毒，多服寒凉药所致。书归身、白芍、吴萸、橘核、川楝子、小茴香、青皮、荔枝核、茯苓，三剂而痛平。

时 症

元邑蒋少君延诊。案云：热伤肺胃，身热便溏①，甚则神昏少寐，冲龄②怕其内③陷，当与专科商之。

青蒿　黄芩　犀角　川连　葛根　竹茹　豆卷　赤苓六一散　荷梗

再诊：热稍缓，神略清，照前方去葛根、豆卷，加杷叶、贝母。

三诊：服前药得寐，去犀角、连、六一，加杏、羚羊、萆薢、桑叶。

四诊：便溏已结，桑叶、骨皮、决明、青蒿、子芩、花粉、芦根、橘红。频纳稀糜，诸恙向安，令其停药，饮食调养。

---

① 溏：原作"漏"，据黄寿南抄本改。
② 冲龄：幼龄。
③ 内：原作"纳"，据黄寿南抄本改。

痎疟①

岳参府孙少君延诊。案云：稚质薄弱，便溏腹痛，三疟频来，脉数。邪伏尚深，不能遽达，元气受伤，议扶正却邪。柴胡、子芩、参须、冬术、白芍、谷芽、甘草、荷蒂、茯苓，两剂而寒热渐轻，四剂而腹痛亦止。

痞气

下堡金延诊。案云：肝积名肥气，心积名伏梁，脾积名痞气，肺积名息贲，肾积名奔豚。今诊，中脘瘕聚，大如覆盆，有似痞气，按之不痛，夜隐昼现，无妨饮食，脉虚弦，乃脾肾素亏，心阳易亢，皮里膜外气痰凝聚所致，不可浪②行攻击。六君子汤加制附子、公丁香、南星、旋覆花、干姜。另用局方温白丸加减丸服。[批] 温白丸：紫苑、菖蒲、桔、朴、苓、草、桂、姜、连、椒、柴、菀。加羌、防、独，名紫温白丸。

某，肾少摄纳，脾失健运，八珍汤去芎、归，加附子、陈皮、半夏。

肺闭

卢家巷药行陈姓患病，历延诸医，余至已定更③，见其咳嗽喘急痰塞，势甚剧。已共议一方，乃苏子降气加

---

① 痎（jiē 街）疟：疟疾的通称。
② 浪：原作"俍"，据徐本改。
③ 定更：报更之始。古时晚上分五个更次，初更为晚七时至九时。

参。余曰：此肺闭也。鼻塞痰黏，咳吐甚难，背部形凛，不能卧下，此三拗汤症。书以与之，乃病家畏麻黄，不敢服，仍以共议之方进而病如故。诘旦①再诊，曰：非此方不可。乃从之，服之顿平。

任病疝

松陵周延诊。案云：任脉起于中极之下，以上毛际，循腹里，上关元，总诸经之会，故诸疝之在少腹者，无不由任而诸经为派。兹诊得尊恙寒邪郁伏，气阻不通，毛际高突，不硬不痛，少腹酸膨，任脉为病，议温养法。八珍合二仙去芎、草，加杞子、小茴香、杜仲。

阴痿

顾别驾［批］名文光，号汉槎，四川人，自述得阴痿症，遍访医治，类用八味丸加参、茸、巴戟等，服之口燥咽干不适，病如故也。案云：真阳衰者，固宜温补，尊恙乃郁火素盛，肝经燥热，因而致痿。当壮水之主，以制阳光，偏认火衰，谬矣，但阴气不能骤复耳。煎用六味丸，作大剂丸，用滋肾丸数剂后，以补阴配阳之法丸服，不半载而痊。

血淋

郭姓幕友②，患血淋半年余，每发呼号疼痛，以头抵

---

① 诘旦：清晨。
② 幕友：古时官府中的幕僚，由长官延聘，视之如友，因称。

枕，用力挈挣，茎中鲜血点滴，粒米不食。元旦飞柬相招，至吴江署中诊视。方书虎杖散，三服而淋即止，调理半月而痊。用鲜土牛膝根汁，麝香一分，温服。

淋 浊

舒铁云 [批] 舒铁云名位，大兴人，流寓吴门，有《瓶水斋诗集》孝廉，寓吴门，耽于①诗酒，患小溲膏浊茎痛，延诊。余曰：此败精瘀阻也。曾服龙胆泻肝汤，不效。因仿导赤，加酒煨大黄、琥珀、山栀、川柏、知母、茯苓。因告曰：败精阻于溺管，病非一日，当缓图之。许学士虎杖②散 [批] 虎杖散：牛膝、麝香、地、通、甘于尊恙极合，书以与之。两日复诊，云：导赤两剂，虎杖半剂，溺仍窒塞。余曰：虎杖未及一剂，宜其不效也，可再投之。另书一方，生地、川柏、草梢、通草、滑石、血珀、赤苓、竹叶、生绿豆衣，调治月余而痊。[批] 先君治上海某，向作海船白业，由寒俭以致素封③。坐④劳心过度已积年矣。后虽不登舟，而舟行之后在家屈指默记水程，以验风波。后得沙石淋症，其苦万状，至吴门就诊，因用虎杖散服之而通，谆劝其屏去家事，住庵观养病调理，不两月而豁然。亲送德华牡丹百本。因延之入座，饮酒极欢，且嘱其勿理家务，以杜复发难治。讵素性操劳，不耐闲坐，半年后仍蹈故辙，再发不及治而卒。惜哉！康附记。

---

① 于：原作"抱"，据黄寿南抄本改。
② 杖：原作"枝"，据黄寿南抄本改。
③ 素封：无官爵封邑而富比封君的人。
④ 坐：因。

童 痨

天赐庄高延诊。案云：稚年腹痛，结癖攻触，潮热发于下午，纳减形瘦，面黄溺短，脉细数，童劳疳积，即背脊高突已见一班①，当再与专科参酌。

鳖甲　青蒿　胡连　中生地　牡蛎　川楝　青皮　白芍　丹皮　淮麦

惊

苏州卫许孙少君，年甫半周，陡患胎惊，痉厥频来，痰声漉漉，面色青㿠，有厥脱之象，延诊。已自用抱龙丸一丸，橄榄露化下，服之不效。余以粤东小儿回春丹一丸赠之，共五小粒，仍用橄榄露化服，约②半日许，厥渐止，痰亦平，神情苏苏。余谓：稚质薄弱，不宜多药以伤胃气，米饮花露代茶可也。

外症后痫

唯亭蒋，先患湿毒流注，膝盖溃脓，史月坡医治收功。后竟语言无次，恍惚如痫，延诊。余曰：此本元虚损已极，急当补纳。四君子汤加熟地、杜仲、枣仁、决明、半夏、茯神，晚服天王补心丹，十剂而痊。

---

① 班：通"斑"。《说文解字注·文部》："斑者……又或假'班'为之。"

② 约：原作"药"，据黄寿南抄本改。

失 荣

宜兴徐，患颈项有似痰串，历就专科，医治罔效，来省就诊。案云：此失荣症也，最不易治，《内经》论之详矣。煎方：生地、决明、洋参、贝母、归身、料豆衣、香附、茯神、昆布、丹皮、鲜橘叶，接服稽相国海蛰丸方，常服，三料而收功。

青腿牙疳

金阊杨妇，年近五旬，寒热腿痛，不能移动。延诊，见其腿青肿，形如云片，色如茄黑，群以为腿痈。余曰：下见此青肿，上必发牙疳。视之果然，此青腿马牙疳是也。治法详载《金鉴》①，急购白马乳饮之，若无白马，他色亦可。煎方用柴胡、羌活、木瓜、山楂、独活、子芩、黄柏、生草、槟榔，兼令延疡科调治，一月方收功。

悬 痈

常镇道宪赵少君，患悬痈，寓苏，延诊。余谓：外疡已溃成肛漏，历就专科，调治罔效。就鄙意，切勿乱药及药线等治法。昔贤有大国老膏一方，药味和平而奏功甚速，轻者一料，重者两三料，决能取效，盍试之？如法制服，归后贻书来谢，云服药两料，旧疾霍然。

---

① 金鉴：即《医宗金鉴》。清乾隆四年（1739）由太医吴谦负责编修的医学教科书，九十卷。

后　序

　　先曾祖奉直公，姓徐氏，讳锦，字炳南，号澹安，长洲人也。为医数十载，名满东南，所著医案甚多，皆为及门者携去。仅存此一卷，延诊者十居其九尽出于伯祖斗南公手选，凡意见稍与时史不同而有合乎古人者，皆为录出，公诸同好。使有余赀①，必当付之剞劂②，庶不致湮没曾祖之芬芳③也。书以为券。

时在咸丰元年岁在辛亥春三月曾孙元亮子瑜甫百拜谨识

---

①　赀：通"资"。《说文通训定声·履部》："赀，假借为'资'。"
②　剞劂（jījué 讥绝）：刻印出版。
③　芬芳：喻美好的品行或声名。

汪星源校勘附记

《金匮翼》为君家心太平轩刊本，庚申浩劫，版毁无存。源旧藏此书二十年，前展卷玩索，即知澹安公名。今秋徐翰卿世丈①将医案刊印，承贻两册，虽卷帙无多，而案语之精，方药之切，不亚《南阳活人书》也。内中间有误字，均表而出之，以免毫厘千里之失。

梧桐乡民汪星源校勘

---

① 世丈：世代交好的男性长辈。

徐康附记

先君著作等身，捐馆①时家仲兄及季弟携取最多。家仲于庚申冬殁于嘉善之胥塘，季弟悬壶在无锡之安镇，皆遭兵火，无幸存者。康以恋栈郡幕②，凡诸所藏及儿女辈皆散佚。康幸跳③身海上，儿女稍稍来集，不得已悬壶卖药，浑以糊口赡家，均沐先人遗泽也。

同治二年夏日康序

恭寿老人④名满江南，为云间嫡派，其时并名者为薛公望⑤先生、贝象明先生。老人长于伤寒，其时中天景运⑥，辄用寒凉而效，盖旁参喻氏⑦及缪仲醇诸书。先大君⑧深得顾氏⑨真传，至道光四年捐馆舍。先君与先叔同时行道，亦均家承顾派，行道三十余年，活人不少。自咸

---

① 捐馆：死的委婉说法。
② 郡幕：州府官员的幕僚。
③ 跳：同"逃"。《集韵·豪韵》："逃，《说文》'亡也'，或作'跳'。"
④ 恭寿老人：即顾文烜，字雨田，号西畴。清代医家，江苏吴县人。有《顾西畴方案》传世。
⑤ 薛公望：清代医家，名承基，有《拟张令韶伤寒直解辨证歌》，《顾西畴方案》后附其医案数则。
⑥ 中天景运：谓气候温和。与下"自咸丰初年至今，频遭菑疹，民病与昔不同矣"句参看。
⑦ 喻氏：即喻昌。
⑧ 大君：犹言"大父"，即祖父，指徐锦。
⑨ 顾氏：指顾文烜。

丰初年至今，频遭菑沴①，民病与昔不同矣。先君曾纂辑
《十家医案》，自元明以至顾恭寿老人，而以此卷附焉。后
吴子晋②将叶、薛、缪三家案与《温热赘言》刊以问世。
《十家案》净本③，向以侄月槎习医，付之钞录。康又得
《松心治案》《何书田治案》，极为富赡。惜月槎殉难，室
宇遭毁，底本在康处，同日付劫，殊可痛惜也。

同治丁卯④夏日康识⑤

　　先大父澹安公，为医五十年，著名当世。后琢堂太史⑥
修府志，编入方术传。所著《千金方管见》等书，皆已散佚
无存。惟《奇病录》《丹痧说》皆于壬寅癸卯间康出资校刊，
与大父在时所刻之《伤寒补亡论》《金匮翼》并行。庚申之
劫，木版皆毁。此为先君编纂之帙，子瑜侄妇避难，竟携之
出城，俾斯道不绝如线，其亦有定数，于其当邪，吁！

癸亥⑦七月望日孙康谨跋于沪寓

---

　　① 菑沴（zī lì 兹利）：灾害。菑，同"灾"。《诗经·大雅·生民》："不
坼不副，无菑无害。"
　　② 吴子晋：应是"吴子音"，清代笠泽（今属江苏吴县）人，字金寿，
辑刻叶天士、缪宜亭、薛生白医案成《三家医案合刻》。
　　③ 净本：誊清本。
　　④ 同治丁卯：清同治六年，即 1867 年。
　　⑤ 识：此下原有"先曾祖奉直公，姓徐氏，讳锦，字炳南，号澹安，
长洲人也"二十一字，涉前文而衍，今删。
　　⑥ 琢堂太史：即石韫玉，字执如，号琢堂，吴县人，清乾隆五十五年进士
及第，授翰林院修撰，曾修《苏州府志》。太史，明清时修史事归翰林院，石韫
玉授翰林院修撰，因称。
　　⑦ 癸亥：清同治二年，即 1863 年。

黄寿南附记

予于光绪甲申①间同徐翰卿同客王仲陶明府幕，以见予所藏《静香廛医案》②《读书记》《金匮翼》等③，皆初印本，翰卿欲借付石印，予宝惜未许。而其再刻医案，翰卿亦未之言。汪之校勘记当在同治二年之后，何居子晋初跋之先？不可解也。

徐康，号子晋，能书画，医其世业，识古器，往来于当道④，盖翰卿兄之翁，识其名，寿未与谋面。

寿南七十六岁甲子⑤杏月⑥记

---

① 光绪甲申：清光绪十年，即 1884 年。
② 静香廛医案：即《静香楼医案》，清代尤怡著。此下《读书记》《金匮翼》亦其所著。
③ 等：与下"皆"字原倒，据文义乙正。
④ 当道：掌权者，即官员。
⑤ 甲子：1924 年。
⑥ 杏月：二月的别称。

校注后记

《心太平轩医案》，清代徐锦著。

一、作者及成书

徐锦，字炳南，号澹安（也作"澹庵"），长洲（今属江苏苏州）人，生年不可考，卒于清道光四年（1824）。其曾孙徐元亮称"先曾祖奉直公，姓徐氏，讳锦，字炳南，号澹安"，则"徐"为其姓，"锦"为其名，"炳南"为其字，"澹安"为其号。按古时官职可捐纳而得，"奉直大夫"为文散官名，清代为从五品，可以捐纳而得。徐锦可能捐得"奉直大夫"，因此徐元亮称乃曾祖为"奉直公"，"奉直"为奉直大夫的略称。

清同治《苏州府志》卷一一〇载"（徐锦）少学医于顾雨田"，徐锦之孙徐康称"先大君深得顾氏真传"，可知徐锦之师为顾文烜。顾文烜，吴县人，字雨田，号西畴，生卒不详，主要活动在清乾隆间，著有《顾西畴方案》《顾西畴城南诊治》。

《心太平轩医案》为徐锦医案，数代传承，至其曾孙始得刊行。《心太平轩医案》黄寿南抄本后署"男珊编次，孙谻再校，康校正，曾孙元亮子瑜甫刊"，则徐锦有子名徐珊。徐锦曾孙徐元亮称"先曾祖奉直公……为医数十载，名满东南，所著医案甚多，皆为及门者携去。仅存此一卷，延诊者十居其九尽出于伯祖斗南公手选"，"斗南公"即徐珊，徐元亮称"伯祖"，可知徐珊有弟，徐元亮即其孙。徐康又称"先君与先叔同时行道，亦均家承顾派，行道三十余年，活人不少"，则徐珊兄弟大致以医为业。徐康称徐珊"捐馆（去世的婉辞）时家仲兄及季弟携取最多"，可知徐珊当有四子，今知仅有徐愍（承南）、徐康（子晋）。徐锦曾孙有徐熙、徐元亮，徐熙为徐珊之孙，徐元亮则为徐珊弟之孙。徐熙于 1912 年刊行《心太平轩医案》，署为"长洲澹安徐锦著，曾孙熙斗庐氏校刊"，是为长洲刻本（《中国中医古籍总目》误作"长沙刻本"），书后有徐元亮作于咸丰元年（1851）的《后序》，称该书之案为徐珊手选，并表示希望有条件时刊行，可知当时仅有抄本。

徐锦尚有《千金方管见》《奇病录》《丹痧说》，《中国中医古籍总目》载《奇病录》有道光二十年（1840）刻本。

二、版本

《中国中医古籍总目》载《心太平轩医案》有清代黄寿南抄本，中国中医科学院图书馆、河北医科大学图书馆有藏；有 1912 年长沙刻本，中国国家图书馆、中国中医科学院图书馆、陕西省中医药研究院图书馆等 20 余家图书馆有藏。另有抄本一种，藏于辽宁中医药大学图书馆，此次调研未见。

清代黄寿南抄本，实为 1924 年抄本。按书后黄寿南两条附记，其一署为"寿南七十六岁甲子杏月记"。复黄寿南所抄《顾西畴方案》前有小序，署为"宣统庚戌二年"，即 1910 年。小序后有《顾公小传》，署为"乙卯夏四月仙诞后二日寿南再记（时六十七岁）"，则已是 1915 年，则黄寿南"七十六岁甲子杏月记"时已是 1924 年农历二月，可知黄寿南抄本实为 1924 年抄本，非清抄本。

1912 年长沙刻本，笔者所见为陕西省中医药研究院图书馆藏本，前有钱宝镕作于宣统三年（1911）的序，后有徐元亮的《后序》、汪星源《校勘表》及其附记，每半页 10 行，每行 21 字。

黄寿南抄本行款与前者同，无钱宝镕序，汪星源《校勘表》则无表，仅有附记。

此次整理，未录汪星源《校勘表》，仅保留附记。黄寿南抄本另有徐康附记三条、黄寿南附记二条，今附录于后，以备读者参考。

三、内容与特色

《心太平轩医案》内容丰富，共记载 235 个案例，涉及内、外、妇、儿、耳鼻喉、眼、肛肠和皮肤等科，其中，内科 203 例、外科 2 例、妇科 13 例、儿科 2 例、耳鼻喉科 7 例、肛肠科 1 例、皮肤科 5 例、眼科 2 例。接诊 200 余人次，多见一案一诊次，而一案再诊、三诊、四诊，亦不鲜见。出方约 350 首，既有经方，亦有时方，更有自拟方。

徐锦行医 50 年，既经历了乾隆、嘉庆的盛世，也经历了日渐没落、频遭灾疹的道光年间。他广泛接诊江、浙、皖、闽的病患，既有坊间民里的平头百姓，也有官场衙署的太守、宪台；既有远征伊犁的将军，也有县知府的庖丁；既有七旬八秩的老人，亦有半岁或七龄童；既有老妪室女孕妇，也有老叟丁男。案例翔实可靠，多有姓有名，辨证准确，立论确凿，说理充分，其学术特色可以归纳为：

1. 审症求因，引经据典

审症求因，辨证论治，为医者临证必须把握的标尺，在《心太平轩医案》中有很好的体现。如治疗云间陆孝廉噎膈案例，徐锦依据《素问·经脉别论》"饮食入胃，游溢精气，上输于脾，脾气散精，上归于肺，通调水道，下输膀胱，水精四布，五经并行，合于四时五脏，阴阳揆度，以为常也"之旨意，究其病因为"胃失和降，气逆而上"。辨其"喉间呃呃作声"之症为"肺气失宣，胃中痰阻，气不下行"。而"嗳气欲厥，卧下痰鸣"是呃逆证深化，由呃转膈的表现，为"肺胃阴虚痰阻所致"。但病者"脉形软弱"，"不受辛香之剂"，故仿缪希雍噎膈膏意制方，以沙参、麦冬益肺胃之气，沙参、贝母、苏子、竹沥、蛤壳降气化痰，枇杷叶、甜梨汁、芦根汁、白蜜等润肺化痰。综观全方，有补益肺胃之气、降逆化痰之功，为后学提供了一个很好的治疗呃逆的范例。

2. 一证一方，深有奥旨

《心太平轩医案》从开始的"中风"案，到最后的"悬痈"案，一证一方，皆有案语，深合古人有病有方之奥旨。如治松江孔郡尊头痛案例。案中以"头为之苦倾"为主症，仅仅五个字，便抓住了辨证的要点。头痛一症，分为外感头痛和内伤头痛两大类，徐氏诊脉，得其"心肝两部虚弦"之象，知其为内伤头痛。进而诊得"上气不足，脑为之不满"，知其病位在头，"头为元神之府，脑为精髓之海"，究"平时案牍劳神，匪伊朝夕"，致其精血不足，髓海空虚，清阳不升，浊阴不降，清空失养。徐氏辨证核心，一则辨明病患之头痛系内伤头痛，非一日之事，二则辨明治疗头痛，亦非一日用事。处以八珍汤去芎、归、苓、草，加牡蛎、丹皮、神曲、穞豆衣，既以补气补血，以生精髓，又以镇潜、活血止痛，正符合通则不痛之旨也。仅此头痛病案一例，即可见一斑。

3. 侧重温热病，用药多偏凉

《心太平轩医案》涉及内、外、妇、儿、五官、皮肤等科，然仔细窥察，总以"善治温病，效仿丹溪"为宗，此与徐氏所处时代之地域环境、天时物候、学术背景密切相关。

地域环境：徐锦行医五十年，始终以江南（包括浙、皖南、闽）为其医事活动的主要区域。江南地处潮湿，气候温热，温邪湿毒致病最为多见，如霍乱、滞下（痢疾）、交肠（湿热泄泻）、痎疟、时病（湿热泻）等，故当时江南多温病，处方用药多偏寒凉。

天时物候：自清朝进入嘉庆时期乃至道光初年，国运由盛渐衰，世风每况愈下，人民多遭战乱灾沴，疫疠流行，无问大小皆染易。温邪上受，首先犯肺，感受温热湿毒之气，形成温病或热病。徐氏侧重对温热病的研究、辨证施治，已成必然。《心太平轩医案》中，温病病案有45

例之多，加上霍乱、泄泻、疟痢就更多了，占内科病案数的四分之三。考察徐氏用方，无论经方加减，时方化裁，或其临证自拟之方，其治法多见清热解毒、清热利湿，如葛根黄芩黄连汤、甘露消毒丹、凉膈散、六一散、王氏清暑益气汤、白虎汤、达原饮、犀角地黄汤等，累见不鲜。

学术背景：自金元四大家兴起，至明吴又可《温疫论》问世，乃至清朝以叶天士、薛生白、王孟英、吴鞠通为代表的温病学派的形成，温病学的理论发展对徐氏在遣方用药上有着深刻的影响。这些温病大家，和徐锦同处一个朝代，生活时代相近，且大都活动在江南各地，或为乡里，或邻省邻县。徐锦的学术思想与他们有着千丝万缕的联系。

4. 案例丰富，辨证确凿

徐锦不仅是治疗内科疑难杂症、温病、热病的高手，而且在其他科目的医事活动中，也颇有建树。以徐氏治疗闽省臬宪苏不孕不育之案为例："闽省臬宪苏至任，道经吴门，延诊。案云：……案牍劳神，以致中年尚未毓麟"，徐氏查其脉，"左三部虚软，右寸关和平，尺部亦软"，究其原因"案牍劳神"而不能生精，论其病机"肝肾两亏"，查其"素体阳虚"，"右肾之元阳，尤属不足"。徐氏对此案的论述思路流畅，论据确凿，故拟用"温煦填补"法，先服棉花子丸，温煦肾气，阴中求阳，继之仿右归之意，用大队补肾生精之品填补元阳，配用柴胡、桃肉、归神等疏肝气、补肝血，以收完功。徐氏还据其夫人"易于小产"的病候，采用调经种子丸调治，为"乾坤合造之意"。可见徐氏叙述病机、辨证施治，条分缕析，丝丝入扣，既尊前人从肝肾论治之旨，又不落前人窠臼，从郁着眼，另辟蹊径，堪为经典。

总 书 目

I

本　草

识病捷法

药征　　　　　　　　药征续编

药鉴　　　　　　　　药性提要

药镜　　　　　　　　药性纂要

本草汇　　　　　　　药品化义

本草便　　　　　　　药理近考

法古录　　　　　　　炮炙全书

食品集　　　　　　　食物本草

上医本草　　　　　　见心斋药录

山居本草　　　　　　分类草药性

长沙药解　　　　　　本经序疏要

本经经释　　　　　　本经续疏证

本经疏证　　　　　　本草经解要

本草分经　　　　　　分部本草妙用

本草正义　　　　　　本草二十四品

本草汇笺　　　　　　本草经疏辑要

本草汇纂　　　　　　本草乘雅半偈

本草发明　　　　　　生草药性备要

本草发挥　　　　　　芷园臆草题药

本草约言　　　　　　明刻食鉴本草

本草求原　　　　　　类经证治本草

本草明览　　　　　　神农本草经赞

本草详节　　　　　　艺林汇考饮食篇

本草洞诠　　　　　　本草纲目易知录

本草真诠　　　　　　汤液本草经雅正

本草通玄　　　　　　神农本草经会通

本草集要　　　　　　神农本草经校注

本草辑要　　　　　　分类主治药性主治

本草纂要　　　　　　新刊药性要略大全

Ⅲ

鼎刻京板太医院校正分类青囊药性赋

方 书

医便

卫生编

袖珍方

内外验方

仁术便览

古方汇精

圣济总录

众妙仙方

李氏医鉴

医方丛话

医方约说

医方便览

乾坤生意

悬袖便方

救急易方

程氏释方

集古良方

摄生总论

辨症良方

卫生家宝方

寿世简便集

医方大成论

医方考绳愆

鸡峰普济方

饲鹤亭集方

临证经验方

思济堂方书

济世碎金方

揣摩有得集

疭斋急应奇方

乾坤生意秘韫

简易普济良方

名方类证医书大全

南北经验医方大成

新刊京本活人心法

临证综合

医级

医悟

丹台玉案

玉机辨症

古今医诗

本草权度

弄丸心法

医林绳墨

医学碎金

医学粹精

医宗备要

医宗宝镜

医宗撮精

医经小学

医垒元戎

医家四要

证治要义

松厓医径

济众新编

扁鹊心书

V